医学本科院校精品规划实验教材

组织胚胎学实验教程

主　编　刘　霞
副主编　郭俊峰　刘　蕾
编　者　（按姓氏笔画排序）
　　　　刘　蕾　刘　霞　吴曙光
　　　　钱　宁　郭俊峰　蒋德梅
　　　　褚春薇

第四军医大学出版社·西安

图书在版编目（CIP）数据

组织胚胎学实验教程 / 刘霞主编. —西安：第四军医大学出版社，2013.8
ISBN 978 - 7 - 5662 - 0380 - 9

Ⅰ. ①组…　Ⅱ. ①刘…　Ⅲ. ①人体组织学 - 人体胚胎学 - 实验 - 医学院校 -
教材　Ⅳ. ①R329. 1

中国版本图书馆 CIP 数据核字（2013）第 197652 号

zuzhipeitaixue shiyanjiaocheng

组织胚胎学实验教程

出版人：富　明　　　责任编辑：曹江涛　崔宝莹　　　责任校对：杜亚男

出版发行：第四军医大学出版社
　　　　　地址：西安市长乐西路 17 号　邮编：710032
　　　　　电话：029 - 84776765　　　传真：029 - 84776764
　　　　　网址：http://press.fmmu.edu.cn

制版：绝色设计
印刷：陕西天意印务有限责任公司
版次：2013 年 8 月第 1 版　2013 年 8 月第 1 次印刷
开本：787×1092　1/16　　印张：5　字数：120 千字
书号：ISBN 978 - 7 - 5662 - 0380 - 9/ R·1249
定价：18.00 元

前　言

　　《组织胚胎学实验教程》是按照中医药院校"十二五"规划教材《组织学与胚胎学》教学大纲的要求，结合我校具体情况和教学要求编写而成。全书分为两篇。上篇为组织学，对要求观察的切片提出观察目的和要求，并分肉眼观察、光学显微镜低倍观察和高倍观察三个步骤。下篇为胚胎学，旨在使学生理解人体胚胎发生、发育和附属结构形成、演变的规律。

　　在编写过程中，我们查阅了大量相关资料，参考了兄弟院校相关实验教材和精品课程内容，总结了我们多年来的实验教学经验。本书密切结合我校修订后的《组织学与胚胎学》教学大纲进行编写，对部分内容进行了精简，只求简捷实用。

　　本书在每一次实验内容中同步配有大量实拍彩图（组织、器官切片），图像真实，色彩逼真，可以弥补理论课教材上实物图较少的缺陷。每一次实验均附有思考题，有助于开发学生综合分析问题的能力。同时，本书还附有综合性设计性实验——血涂片的制作与观察，有利于培养学生的动手能力。

　　全书的编写得到了第四军医大学出版社的大力支持，在此对他们的专业素养和敬业态度致以敬意。感谢郑邦英教授在本书编写过程中尽心的指导。感谢所有关心和支持编写工作的领导和朋友们。

　　由于编者水平所限，不妥之处恳请同行专家及广大师生批评指正，便于今后修订完善，预致谢意。

刘　霞

2013 年 5 月

目　　录

上篇　组织学

第一章　绪论 …………………………………………………（ 1 ）

第二章　上皮组织 ……………………………………………（ 6 ）

第三章　结缔组织 ……………………………………………（ 10 ）

　第一节　固有结缔组织 ……………………………………（ 10 ）

　第二节　软骨和骨 …………………………………………（ 12 ）

　第三节　血液 ………………………………………………（ 14 ）

第四章　肌组织 ………………………………………………（ 16 ）

第五章　神经组织 ……………………………………………（ 19 ）

第六章　循环系统 ……………………………………………（ 23 ）

第七章　免疫系统 ……………………………………………（ 27 ）

第八章　消化系统 ……………………………………………（ 31 ）

第九章　呼吸系统 ……………………………………………（ 38 ）

第十章　泌尿系统 ……………………………………………（ 41 ）

第十一章　皮肤 ………………………………………………（ 44 ）

第十二章　感觉器官 …………………………………………（ 47 ）

第十三章　内分泌系统 ………………………………………（ 50 ）

第十四章　男性生殖系统 ……………………………………（ 54 ）

第十五章　女性生殖系统 ……………………………………（ 57 ）

综合性设计性实验:血涂片的制作与观察 …………………（ 61 ）

下篇　胚胎学

第十六章　人体胚胎学绪论 …………………………………（ 62 ）

第十七章　人体胚胎学总论 …………………………………（ 63 ）

参考文献 ………………………………………………………（ 73 ）

上 篇　组织学

第一章　绪　论

一、实验目的

1. 掌握正确使用光学显微镜的方法,加强对实验室注意事项及标本观察注意事项的理解。

2. 熟悉显微镜的维护。

3. 了解组织学石蜡切片标本的制作过程。

二、实验室规则

(一)课前准备

根据进度和实验指导的目的要求,学生在实验课前必须认真复习有关理论课的内容和预习实验指导书,了解实验的内容、方法和目的要求。

(二)实验室规则和注意事项

1. 严格遵守作息时间,不无故缺席。

2. 学生上实验课时应携带教科书、实验指导书、绘图工具(彩色铅笔、黑色铅笔、橡皮擦及直尺),以便实验时绘图使用。

3. 实验时使用固定的显微镜,爱护显微镜和教学切片,保持其完好。损坏教学仪器和教学切片者应按价赔偿,并予以批评教育。

4. 保持实验室安静,课堂中不得大声喧哗、随便走动,有问题可举手提问。在老师指导下认真完成实验。

5. 保持实验室清洁,不得在实验室乱扔垃圾纸屑,不随地吐痰。每次实验结束,分组轮流打扫室内卫生,关好水、电、窗和门后方可离开。

三、光学显微镜的构造、使用和保护

光学显微镜是精密的贵重仪器,是实验课的主要工具,能否熟练地使用,直接影响实验效果。因此必须在了解显微镜构造的基础上,学会正确而熟练地使用及妥善地保护。

(一)光学显微镜的构造(图 1 - 1)

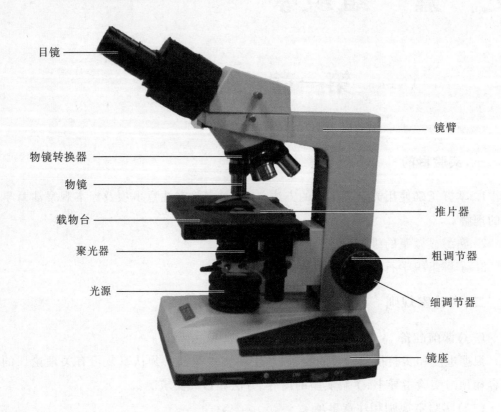

目镜

镜臂

物镜转换器

物镜

推片器

载物台

聚光器

粗调节器

光源

细调节器

镜座

图 1 - 1   显微镜的构造

1. 机械部分

(1)镜座:在最下部,有稳定和支持镜体的作用,基座内装有光源装置。

(2)镜臂:呈弓形,与镜座为一体结构,作支持和握取之用。

(3)载物台:放切片的平台,中央有通光孔。台上设有标本推进器和片夹,片夹用于固定切片,标本推进器可左右移动标本。

(4)物镜转换器:位于镜筒下方,上有 3 ~ 4 个物镜螺旋口,供物镜按放大倍数高低顺序嵌入,可以旋转以更换不同放大倍数的物镜。

(5)粗调节器:位于镜臂下部两侧较大的螺旋,主要用于低倍镜焦距的调节。

(6)细调节器:位于镜臂下部两侧较小的螺旋,主要用于高倍镜焦距的调节。

2. 光学部分

(1)照明器:是显微镜的灯光照明系统,由电源开关、亮度调节钮和光源组成。

(2)聚光器:是装在载物台下可以沿着光轴方向垂直移动的透镜系统,它的主要作用是把照明光线聚集在被观察的物体上。

(3)光阑:在聚光器上装有孔径光阑,它对于物像的质量和分辨率的大小有着重要的作用。

（4）物镜:安装在镜筒下端的物镜转换器上。一般有 3~4 个放大倍数不同的物镜,分低倍、高倍和油镜三种。低倍镜放大倍数为"4×"和"10×",高倍镜是"40×",油镜是"100×",观察时可根据需要选择使用。

（5）目镜:安装在镜筒上端,它的作用是将物镜所成的像进一步放大,使之便于观察。亦有"5×""10×""15×""20×"等。常用放大倍数的目镜为"10×"。显微镜的放大倍数=目镜倍数×物镜倍数。目镜内有一黑色指针,可指示镜下结构。

（二）光学显微镜的使用方法

1. 取镜和放置　取镜时应右手握住镜臂,左手平托镜座,保持镜体直立(禁止用单手提着显微镜行走,防止目镜从镜筒中滑出),放置在桌台上正中稍偏左侧,距桌边 5~6cm 处,以便于观察和防止掉落。课间休息离开座位时,应将显微镜移向桌内,以免碰落损坏。

2. 对光　上升聚光器,将低倍物镜正对载物台的通光孔,转动粗调节器使载物台距物镜约 5mm 处。用左眼从目镜观察,同时转动反光镜对向光源进行采光,至整个视野达到均匀明亮为止。若显微镜自带光源,则只需打开开关,调整亮度至适宜强度即可。

3. 低倍镜的使用　将玻片标本正面朝上放在载物台上,用片夹固定,通过标本推进器调节,使组织材料正对通光孔中央。然后,以左眼从目镜观察(如果目镜为双筒,可双眼同时观察),同时转动粗调节器使载物台缓慢下降直至物象清晰。必要时,再用细调节器调节焦距。

4. 高倍镜的使用　先在低倍镜中选好目标,将其移至视野的中央,转动物镜转换器,把低倍物镜换成高倍物镜。转动细调节器,调至物象清晰为止。

5. 油镜的使用　先在高倍镜下调节清晰并将需观察的部位移至视野正中。移开高倍镜,在标本上滴石蜡油或香柏油一滴(避免产生气泡),转换油镜使其镜头浸入油滴而不与玻片接触。再从目镜观察,并转动细调节器直至物象清晰。使用油镜时,要保持光线要明亮。油镜使用完毕,需立即清洁,用擦镜纸蘸二甲苯或乙醚无水酒精混合液(7:3)擦净镜头和玻片标本,否则香柏油干燥后,不易擦净且易损坏镜头。

（三）显微镜使用的注意事项及保护

1. 搬动显微镜要慎拿轻放,使用显微镜要严格遵守规程。

2. 观察时应睁开双眼,以左眼从目镜观察,右手操纵粗、细调节器,用右眼和右手配合进行绘图或文字描述。

3. 在高倍镜和油镜观察时切勿使用粗调节器。

4. 显微镜部件不得拆卸或互相调换,若有故障,应立即报告老师处理,不得自行修理。

5. 显微镜必须经常保持清洁。机械部分可用纱布或绸布擦净;光学部分(反光镜除外)只能用擦镜纸轻轻擦拭,严禁用手或其他物品擦拭,以防污损。

6. 观察完毕,将高倍镜转换成低倍镜或升高镜筒之后,取下标本。转动物镜转换器,使物镜镜头与通光孔错开,呈"八"字分开并将显微镜放回显微镜柜内。

7. 若使用带电源灯光装置的显微镜,则需关闭电源。

四、组织学石蜡切片标本制作

介绍石蜡切片标本制作的主要步骤。

1. 取材　取材是指从机体获得所观察器官、组织及细胞的过程,应在动物死亡后最短的时间内取新鲜的组织材料(否则组织会发生自溶)。取材的组织或器官用刀片修成大小适宜的组织块,厚度以不超过 0.5cm 为宜。

2. 固定　常用固定剂有 10% 福尔马林液、Bouin 液等。立即将取得的组织块放入固定剂中,使组织中蛋白质迅速凝固,尽可能保持在生活时的状态。固定时间的长短随固定液的性质、组织块的大小与性质而定,一般为 12 ~ 36 小时。

3. 脱水　固定后的组织块要用自来水冲洗,以除去多余的固定剂。固定后得到组织块含有水分,而水不能和石蜡混合,必须用脱水剂去掉水分。常用的脱水剂是乙醇,一般经低浓度(70%)逐渐过渡到高浓度(100%)进行梯度脱水,不能骤然放入高浓度脱水剂中,以防止组织和细胞收缩过度,形态变化过大。

4. 透明　常用的透明剂有苯和二甲苯,透明剂可取代组织内的乙醇,使组织块趋于透明,便于石蜡浸入包埋。

5. 浸蜡　将透明后的组织块浸入溶化的石蜡中,使二甲苯全部被石蜡取代。

6. 包埋　先将溶化的石蜡倒入包埋框中,再把浸蜡后的组织块放入包埋框内,待石蜡冷却成蜡块。

7. 切片和贴片　蜡块经修理后即可切片,切片厚度因需要而定,一般为 5 ~ 7 μm 的薄片。将切好的蜡片贴附于载玻片上(可根据染色目的选择不同的黏贴剂,如 HE 染色可选用蛋白甘油),烘干后即可染色。

8. 染色　染色的目的是增加组织结构之间的反差,从而便于观察。组织学中最常用的染色方法为苏木精(hematoxylin,H)和伊红(eosin,E)染色法,简称 HE 染色。将贴好的切片脱蜡至水后,即可进行染色。此种染色方法可将细胞核内的染色质和胞质内的核糖体染成蓝紫色,而细胞质内的普通蛋白质和细胞外胶原纤维等成分染成红色。此外尚有其他特殊染色方法。

9. 封片　染色后的标本经脱水、透明后,用中性树胶封固,以便长期保存。

五、注意事项

1. 注意切片的染色法　常用的 HE 染色法只能显示组织的一般结构,不能显示组织的所有结构,某些结构或成分需用特殊染色法或组织化学方法等才能显示,例如网状纤维、肥大细胞、嗜银细胞、网织红细胞等。

2. 要全面、系统地观察切片　先用肉眼观察切片标本,熟悉标本的大体形态,寻找要观察的大致部位,然后用低倍镜观察标本的全貌,结构层次或组织分布,并选择典型结构,再转高倍镜进一步观察。

3. 建立细胞、组织和器官的立体概念 同一种细胞、组织和器官,通过不同部位和方向的切面,所显示的形态和结构常不相同,因此,一般要求观察到细胞或组织的纵切面与横切面,并尽可能观察到不同部位和其他方向的切面,然后将不同切面的形态特点加以分析、综合,获得一个正确而完整的立体概念。

4. 理论和实际相联系 有时切片所见与理论描述不完全一致,其原因可能是组织或器官所处的生理状况不同所致;或者有的标本是取材于动物,动物与人的组织形态或多或少存在差异;还有在制片过程中可以引起人工假象,例如切片刀有缺口,造成组织发生纵行裂痕;或浸蜡时间过长,组织脆硬,易产生不规则裂纹;贴片时未充分展开,组织重叠形成深染的条索状结构等。因此,当标本出现与理论描述的形态不同时,应认真分析思考。

六、思考题

1. 高倍镜和油镜的使用操作方法和注意事项。
2. 何为人工假象?
3. 组织学石蜡切片标本制作的主要流程。

(刘　霞　郭俊峰)

第二章 上皮组织

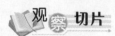

实验目的

1. 掌握单层扁平上皮、单层柱状上皮、假复层纤毛柱状上皮和复层扁平上皮的光镜结构。

2. 熟悉单层立方上皮和变移上皮的光镜结构。

3. 了解上皮细胞的特化结构。

观察切片

(一)单层扁平上皮、肠系膜铺片、镀银染色

1. **肉眼观察** 肠系膜呈棕黄色,由于铺片厚度不均,故颜色深浅不一。

2. **低倍镜观察** 肠系膜表面为单层扁平上皮(间皮)覆盖,细胞紧密连成一片,由于银盐沉积于细胞间质,故细胞之间有不规则的深棕色的细线,细胞轮廓清晰。

3. **高倍镜观察** 间皮细胞呈不规则形或多边形,细胞边缘呈锯齿状,相邻细胞相互嵌合,交界处着深棕色。细胞核位于细胞中央,呈卵圆形,因未复染故不着色(图2-1)。

(二)单层柱状上皮、小肠横切、HE染色

1. **肉眼观察** 切片为圆形,管腔面呈蓝紫色部分为小肠黏膜组织,其余粉红色部分为小肠壁其他组织。

2. **低倍镜观察** 小肠腔面可见许多长短不一的肠绒毛,绒毛表面即为单层柱状上皮。上皮中大多为柱状细胞,其中夹有杯状细胞。选择结构清晰的垂直切面,移至视野中央,转高倍镜观察。

3. **高倍镜观察** 注意观察柱状细胞和杯状细胞(图2-2)。

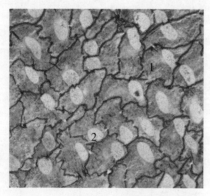

图2-1 单层扁平上皮表面观(高倍)

1.上皮细胞;2.细胞核

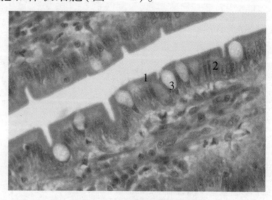

图2-2 小肠黏膜(高倍)

1.纹状缘;2.柱状细胞;3.杯状细胞

(1)柱状细胞:上皮细胞呈高柱状,排列紧密而整齐。核椭圆形,位于细胞的基底部,染成紫蓝色。胞质染成粉红色。在典型的垂直切面上,可见相邻柱状细胞的细胞核位置高低基本一致,整个上皮的细胞核呈单行排列。

(2)杯状细胞:在柱状细胞之间夹有许多杯状细胞。因细胞顶部的黏原颗粒在制片过程中被溶解,因此细胞呈空泡状;杯状细胞的核多呈三角形,染色深,位于细胞基底部。

(三)假复层纤毛柱状上皮、气管横切、HE 染色

1. **肉眼观察** 标本为气管横切面,腔面的蓝紫色组织即假复层纤毛柱状上皮。请勿将切片中"C 形"蓝色透明软骨环当作上皮。

2. **低倍镜观察** 假复层纤毛柱状上皮表面和基底面较整齐,但细胞核的位置高低错落,故形似复层。基膜较明显,呈粉红色。

3. **高倍镜观察** 注意分辨以下几种细胞(图 2-3)。

(1)柱状细胞:数量多,游离端较宽,达到腔面,细胞表面具有一排微细而整齐的纤毛。核呈卵圆形,位于细胞下1/3处。

(2)杯状细胞:数量较少,分散存在于其他细胞之间。形似高脚酒杯,游离端达到腔面,细胞顶部较大,被染成淡蓝色

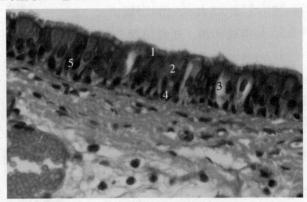

图 2-3 假复层纤毛柱状上皮(高倍)
1.纤毛;2.柱状细胞;3.杯形细胞;4.锥形细胞;5.梭形细胞

或空泡状(黏原颗粒被溶解所致);底部细窄,其内有着色深、呈三角形的细胞核。

(3)锥形细胞:位于上皮基部,胞体呈锥形,体积较小,顶部不能到达腔面。核圆形,位于细胞基底部,染色较深。

(4)梭形细胞:位于上皮中间部,胞体呈梭形,核呈卵圆形,但较柱状细胞的核窄小。

(四)复层扁平上皮、食管横切、HE 染色

1. **肉眼观察** 标本为食管横切面,管腔呈不规则形,靠近腔面呈紫蓝色的部位即复层扁平上皮。

2. **低倍镜观察** 食管横切面上所观察到的是复层扁平上皮的垂直切面。上皮由多层细胞构成,各层细胞形状不一。上皮与深面结缔组织的交界起伏不平,两者之间隔以基膜。还可见上皮和下方的部分组织向管腔突起形成皱襞。

3. **高倍镜观察** 从上皮的基底面向腔面观察各层细胞的形态(图 2-4)。

(1)基底层:位于基膜上,是一层矮柱状或立方形细胞。细胞质染色较深。细胞核呈卵圆形,染色较深。

（2）中间层：位于基底层之上，由数层多边形细胞组成。细胞之间界限清楚。细胞核较大，呈圆形。

（3）表层：位于上皮的浅表，由数层扁平细胞组成。细胞核小，呈梭形。最表层的细胞有时可脱落。

示教 切片

（一）单层立方上皮、肾脏切片、HE 染色

1. 肉眼观察　标本呈深紫红色的一侧为皮质，淡红色一侧为髓质。

2. 低倍镜观察　在肾的髓质部分,找到许多不同切面的管状结构。

3. 高倍镜观察　管状结构为肾脏的集合管。管壁上皮细胞呈立方形或低柱状；细胞核为圆形,位于细胞中央或近基底；细胞质染成红色（图 2-5）。

（二）变移上皮、膀胱切片、HE 染色

1. 肉眼观察　标本是收缩状态的膀胱，着紫蓝色的一侧是膀胱腔面的变移上皮。

2. 低倍镜观察　变移上皮由多层细胞构成，各层细胞形态不一。上皮游离面与基底面基本平行，基膜不明显。

3. 高倍镜观察　由深至浅层观察各层细胞的形态（图 2-6）。

（1）基底层：为一层矮柱状细胞。

（2）中层细胞：位于基底层之上，有数层不规则的多边形细胞。

（3）表层细胞：也称盖细胞，位于上皮表面，为一层长方形或立方形细胞，细胞大，有时细胞内有两个核。靠近表面的细胞质染成深红色。

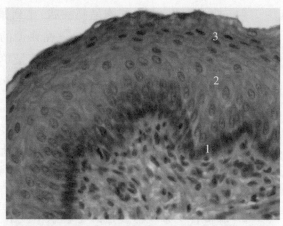

图 2-4　未角化的复层扁平上皮（高倍）
1.基底层细胞；2.中间层细胞；3.表层细胞

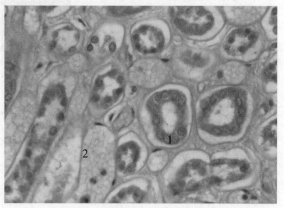

图 2-5　单层立方上皮（高倍）
1.立方形细胞；2.内皮细胞

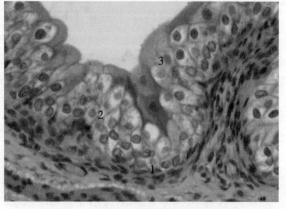

图 2-6　变移上皮空虚状态（高倍）
1.基底层；2.中间层；3.表层盖细胞

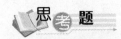思 考 题

1. 间皮细胞在垂直切面的形态如何?

2. 复层扁平上皮与深部结缔组织的连接面起伏不平有何生物学意义?

3. 变移上皮和复层扁平上皮有何区别? 当膀胱充盈时,变移上皮的形态将有何改变?

（刘　霞　蒋德梅）

第三章　结缔组织

结缔组织包括固有结缔组织、软骨组织、骨组织和血液。

第一节　固有结缔组织

实验目的

1. 掌握疏松结缔组织铺片中胶原纤维、弹性纤维、成纤维细胞和巨噬细胞的光镜结构。

2. 熟悉致密结缔组织、脂肪组织和网状组织的光镜结构。

3. 了解疏松结缔组织中基质的成分。

观察切片

肠系膜铺片、腹腔注射染料、特殊染色

1. 肉眼观察　此种标本颜色深浅不一,可见许多染色较深的细丝。

2. 低倍镜观察　选取铺片较薄处观察,可见很多纤维交织成网,深染的细胞散在于纤维之间。选择细胞和纤维较分散的部位,转高倍镜观察。

3. 高倍镜观察　注意分辨两种纤维和两种细胞(图3-1)。

(1)胶原纤维:数量多,纤维粗大,有分支,染成粉红色,呈直行或波浪形的带状结构,有分支,相互交织呈网状。

(2)弹性纤维:数量少,细而直,也有分支,深蓝紫色,折光性强,断端常卷曲。

(3)成纤维细胞:常附着在胶原纤维上,细胞扁平,有突起。胞质弱嗜碱性,核较大,呈卵圆形,染色浅,核仁明显。

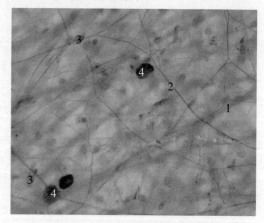

图3-1　疏松结缔组织铺片(高倍)

1.胶原纤维;2.弹性纤维;3.巨噬细胞;4.肥大细胞

(4)巨噬细胞:细胞形状随功能状态不同而改变,呈圆形、卵圆形或不规则形,边界较清楚,部分细胞可见伪足。胞质内含大小不等的蓝色胎盘颗粒和空泡。核多偏位、较小、染色较深。

(5)肥大细胞:常成群分布于小血管周围,胞体较大,呈圆形或椭圆形,核小而圆,居中。胞质内有染成紫红色的粗大颗粒。

示教 切片

(一)致密结缔组织、手指皮切片、HE 染色

1. 肉眼观察 标本染色较深的一侧为表皮,其深面染色较浅的部分是由不规则致密结缔组织构成的真皮。

2. 低倍镜观察 表皮染色深,为角化的复层扁平上皮,细胞排列密集。真皮染色较浅,可见粗大的胶原纤维染成粉红色,纤维之间含少量深染的细胞。选择真皮中细胞较多的区域换高倍镜观察。

3. 高倍镜观察 真皮中的胶原纤维相互交织,可见胶原纤维的不同断面,纤维之间有少量成纤维细胞(图3-2)。

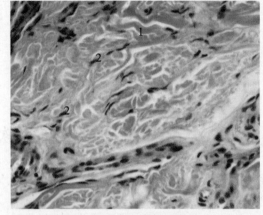

图3-2 致密结缔组织(高倍)
1.胶原纤维;2.成纤维细胞

(二)脂肪组织、手指皮切片、HE 染色

1. 肉眼观察 标本中呈蜂窝状、染色浅的一侧是皮下脂肪组织。

2. 低倍镜观察 脂肪组织由大量脂肪细胞聚集而成,由疏松结缔组织分隔形成脂肪小叶,脂肪细胞染色很浅。

3. 高倍镜观察 脂肪细胞呈球形或多边形,由于在制片过程中脂滴被溶解,脂肪细胞常呈空泡状。少量细胞质位于细胞周边,染成红色。细胞核呈扁圆形,位于细胞边缘(图3-3)。

(三)网状组织、淋巴结切片、镀银染色

1. 肉眼观察 淋巴结呈棕黑色椭圆形,选择其中染色浅的部分观察网状组织。

2. 低倍镜观察 选择较疏松且色浅的部位,可见网状纤维呈黑色,较细,粗细不等,有分支,相互交错成网。

3. 高倍镜观察 网状细胞附着于网状纤维,星形多突起,细胞质着色浅。细胞核较大,呈圆形,位于细胞中央(图3-4)。

思考题

1. 比较结缔组织与上皮组织的特点。

2. 在疏松结缔组织铺片中如何区分成纤维细胞和巨噬细胞?

3. 比较疏松结缔组织和致密结缔组织的异同。

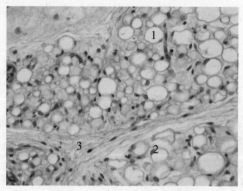

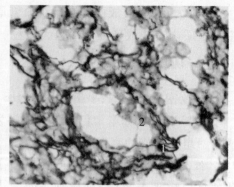

图3-3 脂肪组织(高倍)

1.脂肪细胞;2.细胞核;3.疏松结缔组织

图3-4 网状组织(高倍)

1.网状纤维;2.网状细胞

第二节 软骨和骨

实验目的

熟悉透明软骨和长骨骨密质的结构。

观察切片

(一)透明软骨、气管横切、HE染色

1. **肉眼观察** 标本为气管横切面,在气管壁中可见一深蓝色"C"字形结构,即透明软骨环。

2. **低倍镜观察** 位于透明软骨表面由致密结缔组织构成的结构为软骨膜。中央的透明软骨组织,基质染成蓝色,但着色深浅不一,其中散布着许多软骨细胞。

3. **高倍镜观察** 软骨膜由致密结缔组织构成,可见嗜酸性平行排列的胶原纤维束,其间可观察到成纤维细胞。软骨细胞位于软骨陷窝内,生活状态下软骨细胞充满整个软骨陷窝,制片后因胞质收缩,软骨细胞与陷窝壁之间出现空隙。靠近软骨组织边缘的软骨细胞小,常单个分布,胞体呈扁平形或椭圆形。靠近软骨组织中央的细胞体积较大,呈卵圆形或圆形。一个陷窝内常可见到2~8个软骨细胞成群分布,称同源细胞群。软骨基质呈均质凝胶状,埋于其中的

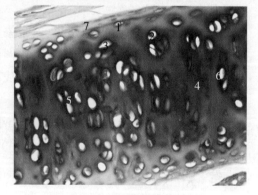

图3-5 透明软骨(高倍)

1.幼稚软骨细胞;2.软骨细胞;3.软骨陷窝;
4.软骨基质;5.同源细胞群;6.软骨囊;7.软骨膜

胶原纤维不能分辨。软骨陷窝周围的基质中因含有较多的硫酸软骨素而呈强嗜碱性,称软骨囊(图3-5)。

(二)硬骨磨片、特殊染色

1. **肉眼观察** 骨磨片较切片厚,而且厚薄不均匀,观察时应选较薄处。

2. **低倍镜观察** 此制作方法的标本中观察不到骨膜、骨细胞、血管及神经等有机成分,只留下骨板、骨陷窝及骨小管等结构。从外向内可见骨板,分为外、中、内三层。

(1)外环骨板:较厚,位于密质骨外表面,为较整齐的、平行排列的数层或十几层环形骨板。

(2)内环骨板:较薄,为数层不规则的骨板,围绕骨髓腔呈环行排列。

(3)哈佛斯系统(骨单位):位于内、外骨板之间,呈圆形、卵圆形或不规则形,大小不一,由环形的哈弗斯骨板呈同心圆围绕中央管构成。

(4)间骨板:位于哈佛斯系统之间的不规则骨板,为陈旧的或是被吸收后的残余骨板。

3. **高倍镜观察** 注意观察骨陷窝和骨小管。

(1)骨陷窝:位于骨板间或骨板内,单个分散排列,呈椭圆形,着黑褐色。

(2)骨小管:从骨陷窝向四周伸出的

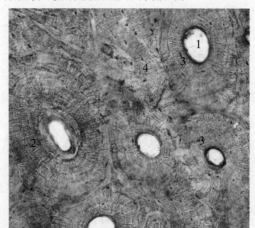

图3-6 骨磨片(特殊染色,高倍)
1.中央管;2.哈弗斯骨板;3.骨陷窝;4.间骨板

许多放射状小管,着褐色,相邻的骨小管相互连接。在哈弗斯系统中,骨小管与中央管相通(图3-6)。

示教切片

弹性软骨、耳廓切片、弹性染色

1. **肉眼观察** 周边色浅的部分为皮肤,中央染成紫色的部分为弹性软骨。

2. **高倍镜观察** 弹性软骨的主要特征是基质中含有大量染成深蓝色的弹性纤维,交织成网。在软骨边缘的弹性纤维稀疏,深部的粗大而致密。软骨膜及软骨细胞的结构,基本同透明软骨(图3-7)。

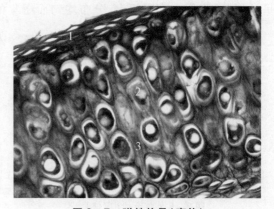

图3-7 弹性软骨(高倍)
1.软骨膜;2.软骨细胞;3.弹性纤维

思考题

1. 透明软骨基质中的纤维为何不易分辨?

2. 骨小管彼此相通,有何功能

意义？

3. 间骨板是如何形成的？

第三节　血　液

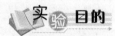实验目的

掌握各种血细胞的光镜结构。

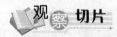观察切片

人血涂片、瑞特染色

1. **肉眼观察**　血涂片呈一很薄的"血膜"，一端平直（后端），另一端呈圆弧形（前端），故整体呈舌形。注意辨认血涂片的正反面，将有血膜面朝上置于低倍镜下观察。

2. **低倍镜观察**　大部分是红色无核的红细胞，其中散布少量白细胞，核染成蓝色。选择细胞分布均匀且白细胞较多的部位，一般选涂片后半部较好。

3. **高倍镜及油镜观察**　选白细胞较多的部位观察，根据细胞的主要特点辨认各种血细胞及血小板。

（1）红细胞：数量最多，体积小，分布均匀。胞体呈圆盘形，细胞中央薄，染色较周围浅，称为"苍白区"，成熟的红细胞没有细胞核（图3-8）。

（2）白细胞：数量少，在血涂片上分布不均，多分布在图片两侧和尾部，有细胞核。根据细胞的主要特点辨认各种白细胞。

①中性粒细胞：是血液中数量最多的白细胞。体积较红细胞大，胞体呈圆形；核染成蓝色，呈弯曲杆状或分2~5叶，叶间有染色质丝相连；胞质呈粉红色，内含许多的细小、分布均匀的浅紫色颗粒（图3-8）。

②嗜酸性粒细胞：数量较少，体积较中性粒细胞大，核多为2叶，染成蓝色；胞质呈淡红色，胞质中充满粗大、分布均匀而密集的橘红色颗粒（图3-9）。

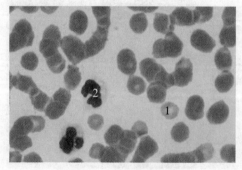

图3-8　血涂片（高倍）
1.红细胞；2.中性粒细胞

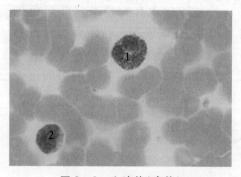

图3-9　血涂片（高倍）
1.嗜酸性粒细胞；2.淋巴细胞

③嗜碱性粒细胞:数量极少,很难找到。胞体大小与中性粒细胞相似;胞质内含大小不等、分布不均的嗜碱性颗粒。核呈分叶、"S"形或不规则形,着色浅,常被嗜碱性颗粒掩盖(图3-10)。

④淋巴细胞:数量较多,胞体大小不等,以小淋巴细胞居多,其胞体大小与红细胞相似。核呈圆形,占细胞的大部,一侧常有浅凹。染色质致密呈块

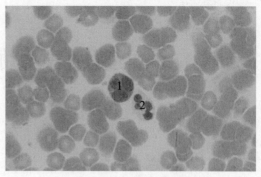

图3-10 血涂片(高倍)
1.嗜碱性粒细胞;2.中性粒细胞

状,染成深蓝色。胞质少,呈一窄带围绕核,染成蔚蓝色,有时含少量紫红色的嗜天青颗粒。中淋巴细胞胞质较多,形态与小淋巴细胞相似(图3-9)。

⑤单核细胞:体积最大,数量较少。胞体呈圆形或卵圆形;核呈肾形或马蹄形,染色质颗粒细而松散,故染色较浅;胞质丰富,染成灰蓝色,内含较多细小的嗜天青颗粒(图3-11)。

(3)血小板:体积最小,成群或散在分布于血细胞之间,形态不规则,中央含紫色的颗粒,故染色较深,周边染成浅蓝色(图3-12)。

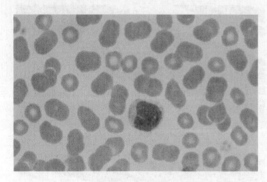

图3-11 单核细胞(血涂片,高倍)

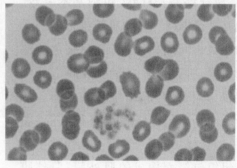

图3-12 血小板(血涂片,高倍)

思考题

1. 红细胞的结构与功能关系如何?
2. 试述白细胞的分类、分类依据及其功能。

(刘 霞 蒋德梅)

第四章　肌组织

实验目的

1. 掌握骨骼肌、心肌、平滑肌的光镜结构。
2. 熟悉骨骼肌、心肌电镜结构的区别。
3. 了解骨骼肌收缩原理。

观察切片

(一)骨骼肌、骨骼肌纵横切片、铁苏木精染色

1. **肉眼观察** 标本为两块组织,长条形的是纵切面,椭圆形或方形的是横切面。

2. **低倍镜观察** 首先观察纵切面,肌纤维呈长柱状,粗细基本一致,相互平行排列。每条肌纤维都有明显的明暗相间的横纹,其两侧染色较深为肌膜,肌膜下有多个扁椭圆形的细胞核,其长径与肌纤维长轴平行。肌纤维间有少量的结缔组织和血管(图4-1)。横切面上,表面可见由致密结缔组织包绕而构成的肌外膜;肌外膜可深入肌肉内,包绕许多肌纤维周围为肌束膜;在每条肌纤维周围也有薄层的结缔组织为肌内膜(切片中不易分辨)。

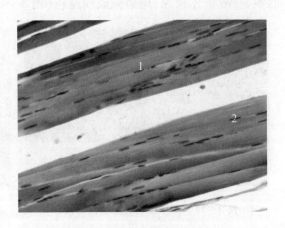

图4-1　骨骼肌纵切(低倍)

1.骨骼肌纤维;2.骨骼肌纤维细胞核

3. **高倍镜观察** 纵切面主要观察横纹的结构(图4-2)。由于每条肌原纤维的明暗横纹相间地排列在同一平面上,因此肌纤维呈现出规则的深浅交替的横纹。横纹由明带(又称I带)和暗带(又称A带)组成,暗带着深红色,其内有着色较浅的H带;明带着色浅,其中央有一条深色的细线称Z线。两条相邻Z线之间的一段肌原纤维称为肌节。在横切面上,肌纤维呈圆形或多边形,胞核圆形,位于肌纤维的周边,肌原纤维呈点状并聚集分布(图4-3)。

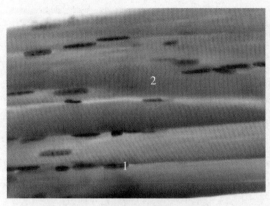

图 4-2 骨骼肌纵切(高倍)
1.骨骼肌纤维细胞核;2.横纹

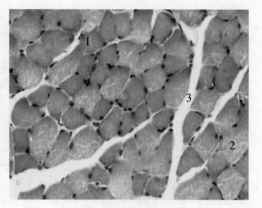

图 4-3 骨骼肌横切(高倍)
1.骨骼肌纤维;2.肌原纤维;3.肌束膜

(二)心肌、心肌切片、铁苏木素染色

1. **肉眼观察** 标本为心壁的一部分。

2. **低倍镜观察** 可见纵、横、斜各种不同的断面。纵切面的心肌纤维呈短柱状,多数有分支,相互连接成网状。横切面的心肌纤维呈圆形或椭圆形。

3. **高倍镜观察** 选择典型的切面仔细观察,并与骨骼肌进行区别。

(1)纵切面:心肌纤维有明暗相间的横纹,但不如骨骼肌清晰;细胞核椭圆形,位于肌纤维的中央,有时可见双核。相邻心肌纤维之间连接处有染色较深的直线形或阶梯状粗线,称为心肌闰盘,是心肌纤维特有的结构(图 4-4)。

(2)横切面:心肌纤维呈圆形或椭圆形,如切到胞核则位于细胞中央,肌原纤维呈点状,着红色,分布在肌质的周边,心肌纤维之间有少量结缔组织和丰富的毛细血管。

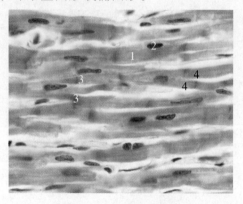

图 4-4 心肌纵切(高倍)
1.心肌纤维;2.心肌纤维细胞核;
3.闰盘;4.心肌纤维分支

示教切片

平滑肌、小肠切片、HE 染色

1. **肉眼观察** 标本的一侧着紫蓝色,有许多小突起为黏膜层,外层染成红色的为平滑肌。

2. **低倍镜观察** 平滑肌组织染色为鲜红,组织较厚,可分为两层且排列方向不同。内层的为纵切面,平滑肌纤维呈长梭形,外层为横切面,较薄,平滑肌纤维呈大小不一圆点形。

3. 高倍镜观察　纵切面的肌纤维呈长梭形,胞质嗜酸性,染成粉红色,胞核呈杆状,位于中央,收缩时核常扭曲而呈螺旋形;相邻的肌纤维彼此交错,排列紧密并相互嵌合成层。横切面的肌纤维呈大小不等的圆形,经细胞中央横切,直径最大,核圆形居中央;若经细胞的两端横切,则呈红色点状,看不到核(图4-5)。

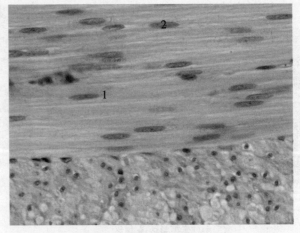

图4-5　平滑肌纵横切(高倍)

1.平滑肌纤维;2.细胞核

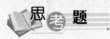

1. 什么是肌节?

2. 什么是心肌闰盘?

3. 比较骨骼肌、心肌、平滑肌纤维光镜结构的异同点。

(郭俊峰　刘　霞)

第五章　神经组织

实验目的

1. 掌握神经元的结构特点。
2. 熟悉有髓神经纤维的结构。
3. 了解突触、星形胶质细胞和神经末梢的光镜结构。

观察切片

（一）多极神经元、脊髓横切、镀银染色

1. **肉眼观察**　脊髓横切面为椭圆形。灰质居中，着色较深，呈蝴蝶形，有四个突起，两个较粗短称灰质前角，两个较细长称灰质后角。白质在灰质的周围，着色淡黄。

2. **低倍镜观察**　白质着浅黄色，位于脊髓周围，为神经纤维集中处。神经纤维呈大小不等的圆形，髓鞘溶解，呈空泡状，其中黑色小点为轴突，其间散布着较小的圆形或椭圆形神经胶质细胞核。辨认灰质的前角和后角，前角中有许多体积很大的细胞，着黑褐色，为前角多极神经元的胞体；后角的神经细胞较小。在脊髓中央，两侧灰质连接处有一圆形小孔为中央管（图5-1）。

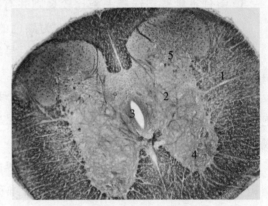

图5-1　脊髓横切（低倍）

1.白质；2.灰质；3.中央管；4.前角；5.后角

3. **高倍镜观察**　前角多极神经元属于运动神经元（选择一个突起较多而且有核的多极神经元观察）。

多级神经元胞体较大，形态不规则，胞核大而圆，着色浅，核仁明显，染色深，并可见由胞体发出的多个突起。在神经元的胞体和突起内有许多交叉排列成网状的棕黑色神经原纤维。在尼氏染色中，神经元的胞体和树突内可见有大小不等的斑块状或细粒状嗜碱性物质，为尼氏体；在部分神经元中可见轴丘，此区染色较浅，无尼氏体分布。

神经元周围染成黑色的呈圆形或椭圆形小细胞核，为神经胶质细胞核，黑色交织成网的纤维为神经纤维（图5-2）。

(二)有髓神经纤维、坐骨神经切片、镀银染色

1. **肉眼观察** 标本上有两块组织,长条形的是神经的纵切面,圆形的是横切面。

2. **低倍镜观察** 纵断面上神经纤维平行排列,由于排列比较紧密,故每条神经纤维的界限不易辨认。神经纤维之间含有少量结缔组织。横断面上神经纤维呈大小不等的圆形结构,中央黑色的小点为轴突,其周围浅染的区域为髓鞘;髓鞘的表面棕褐色的薄膜为神经膜。神经纤维之间有少量结缔组织,为神经内膜。神经纤维集合形成神经

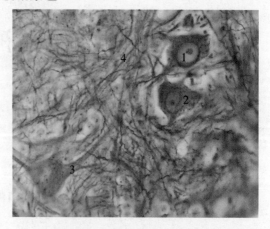

图5-2 多级神经元(高倍)

1.胞核;2.胞质;3.突起;4.神经纤维

纤维束,包绕在表面的1~2层扁平细胞构成神经束膜,若干条神经纤维束聚集构成神经,外包有结缔组织形成的神经外膜(图5-3)。

3. **高倍镜观察** 选择一条比较规则并有郎飞结的纤维进行观察。

(1)轴索:位于神经纤维的中央,为黑色的线状结构。

(2)髓鞘:位于轴突的两侧,染色较淡,呈细网状;这是由于制片过程中,髓鞘的髓磷脂被溶解,仅残留少量的网状蛋白质所致。

(3)神经膜:位于髓鞘两侧,为深色的细线。某些部位可见长卵圆形的神经膜细胞核,神经膜细胞的外表面包有一层基膜,它与神经膜细胞最外面的一层胞膜共同构成神经膜。

(4)郎飞结:两个相邻的神经膜细胞交界的区域,该区域为一缩窄部,此处不形成髓鞘。相邻两个郎飞结之间的一段神经纤维称结间体(图5-4)。

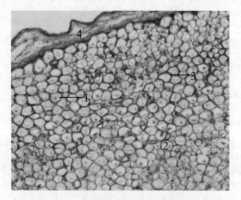

图5-3 有髓神经纤维横切(低倍)

1.轴突;2.髓鞘;3.神经膜;.神经外膜

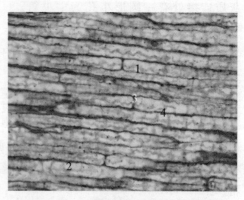

图5-4 有髓神经纤维纵切(高倍)

1.轴突;2.髓鞘;3.郎飞结;4.神经膜

示教 切片

(一)运动终板、肋间肌压片、氯化金镀染

1. 低倍镜观察　骨骼肌纤维呈紫红色，神经纤维染成黑色，散布于肌纤维上。

2. 高倍镜观察　神经纤维在抵达骨骼肌时失去髓鞘，直接与肌膜相贴，止于肌膜的轴突反复分支形成爪状终末，其末端膨大呈椭圆形板状隆起，称运动终板（图5-5）。

(二)触觉小体和环层小体、皮肤切片、HE染色

低倍镜观察

①触觉小体：位于真皮乳头层，为卵圆形小体，其长轴与皮肤表面垂直，外包结缔组织被膜，轴突分成细支盘绕在扁平细胞间（图5-6）。

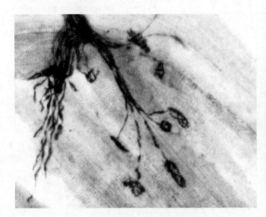

图5-5　运动终板（高倍）

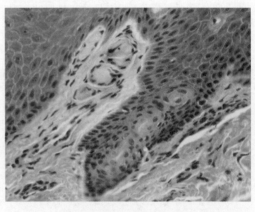

图5-6　触觉小体（高倍）

②环层小体：位于皮下组织内，环层小体较大，呈卵圆形或圆形，中央有一条均质状的圆柱体，周围有数十层呈同心圆排列的扁平细胞，有髓神经纤维进入小体时失去髓鞘，裸露的轴突穿行于小体中央的圆柱体内（图5-7）。

(三)突触、脊髓切片、镀银染色

高倍镜观察　在脊髓前角可见许多较大的神经元被染成棕黄色，在胞体和树突上有许多黑色逗点状或环状的结构，即突触。

(四)肌梭、骨骼肌、氯化金镀染

高倍镜观察　肌梭呈纺锤形，与肌纤维的长轴一致。表面有浅染的结缔组织被

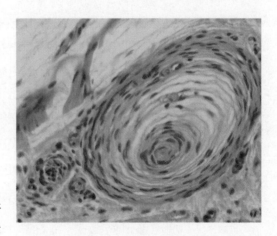

图5-7　环层小体（高倍）

囊,其内若干条较细的骨骼肌纤维称梭内肌纤维,尚能看到横纹。神经纤维进入肌梭前失去髓鞘,其轴突细支呈环状或花枝样包绕在梭内肌纤维的中段或附着在近中段处,被染成黑色,肌纤维染成淡黄色。

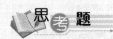 思考题

1. 简述光镜下神经元的结构。
2. 什么是突触?
3. 有髓神经纤维的髓鞘是怎么形成的?
4. 神经末梢分为哪几类?

(郭俊峰 刘 霞)

第六章 循环系统

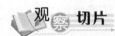

实验目的

1. 掌握中动脉以及毛细血管的组织结构。
2. 熟悉心壁、静脉和大小动脉的结构。
3. 了解微循环、淋巴管系统的组成。

观察切片

(一)心壁切片、HE 染色

1. **肉眼观察** 标本为心脏壁的一部分,一侧平整为心外膜。

2. **低倍镜观察** 心壁可分为三层,以心肌膜最厚。注意心内膜与心外膜的区别,心内膜较厚,内有结缔组织及染色浅、体积大的普肯耶细胞,心外膜的结缔组织中常有脂肪组织及较多的神经纤维束。

3. 高倍镜观察

(1)心内膜:分为三层(图6-1)。

①内皮:由一单层扁平细胞构成,胞核呈扁圆形。

②内皮下层:为薄层细密结缔组织,含少量平滑肌。

③心内膜下层:由疏松结缔组织组成。有的部位含普肯耶纤维(束细胞),直径较心肌纤维粗,胞质丰富,呈粉红色,染色浅,核比例较小,居中央有 1~2 个,横纹不明显。

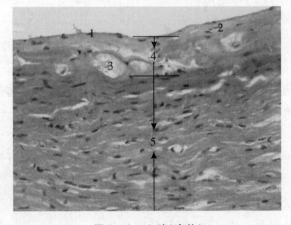

图6-1 心脏(高倍)
1.内皮;2.内皮下层;3.蒲肯野纤维;4.心内膜;5.心肌膜

(2)心肌膜:由心肌构成,由于肌纤维呈螺旋状排列,故可见纵、横、斜等各种切面。其间有丰富的毛细血管和少量的结缔组织。

(3)心外膜:由外表面的间皮(常脱落)和间皮下薄层结缔组织构成,其中含血管和神经纤维束,也可有脂肪组织。

(二)中动脉和中静脉切片、HE 染色

1. **肉眼观察** 标本中有两个较大的血管横切面。管壁较厚,管腔较小而圆是中动脉。管壁较薄,管腔较大而不规则的是中静脉。

2. 低倍镜观察(图6-2)

(1)中动脉:管壁由内向外分三层,界限清楚。

①内膜:很薄,以一层红色波浪状的内弹性膜与中膜分界。

②中膜:最厚,主要由环行平滑肌组成。

③外膜:厚度近似中膜,着色较浅,主要由结缔组织组成。外膜与中膜交界处有外弹性膜。

(2)中静脉:

①内膜:很薄,由于内弹性膜不明显,故与中膜分界不清。内皮细胞核突向管腔。

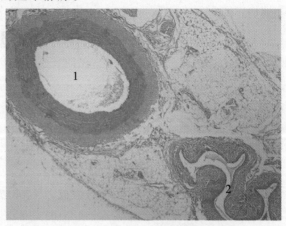

图6-2　中动脉、中静脉横切(低倍)
1.中动脉;2.中静脉

②中膜:较薄,主要由稀疏的环行平滑肌束组成。

③外膜:较中膜厚,由结缔组织组成,有时含成束纵行平滑肌的横切面,还有营养小血管的断面。无外弹性膜,故与中膜分界不清楚。

3. 高倍镜观察

(1)中动脉:

①内膜:可分为三层。

内皮:一层内皮细胞核排列在腔面,并突向管腔,胞质不清楚,切片上内皮常脱落。

内皮下层:位于内皮下方,很薄、含少量的胶原纤维和弹性纤维,不易分辨。

内弹性膜:呈波浪状(血管收缩所致),红色、折光性强。

②中膜:平滑肌纤维的核呈杆状或椭圆形。肌纤维之间有弹性纤维和胶原纤维(不易分辨)。

③外膜:与中膜相连处为外弹性膜,呈波浪状,着浅红色。外膜的结缔组织中所含纤维多为纵行,还有营养小血管的断面(图6-3)。

(2)中静脉:内膜为一层单层扁平上皮;中膜较薄,环行平滑肌纤维分布稀疏,其间结缔组织较多;外膜比中膜厚,由结缔组织构成,无外弹性膜。有

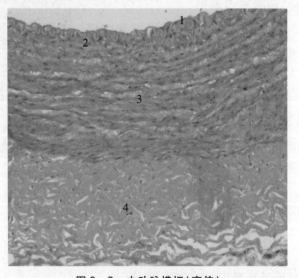

图6-3　中动脉横切(高倍)
1.内皮;2.内弹性膜;3.中膜;4.外膜

的中静脉外膜内可见纵行平滑肌束。血管管腔内可见较多的血细胞,由于在制片过程中收缩,比血涂片上的细胞小。

(三)小动脉和小静脉、胃切片、HE 染色

1. **肉眼观察** 标本的一侧有 5~6 条较高的隆起为皱襞,皱襞底部的三角形区域着色较浅,为黏膜下层,由结缔组织构成,在此处寻找小动脉和小静脉进行观察。

2. **低倍镜观察** 小动脉管壁厚,管腔小而圆;小静脉管壁薄,管腔大而不规则。

3. **高倍镜观察**(图 6-4)

(1)小动脉:

①内膜:内皮的核突入管腔,较大的小动脉可见内弹性膜。

②中膜:由数层环行平滑肌组成。

③外膜:由结缔组织构成,与周围的结缔组织相连续,无外弹性膜。

(2)小静脉:

①内膜:很薄,仅见一层内皮。

②中膜:由一至数层平滑肌组成。

③外膜:较薄,与周围结缔组织之间界限不明显。

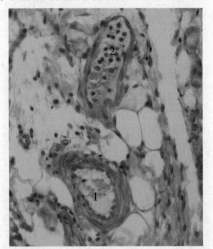

图 6-4 小动脉、小静脉横切(高倍)
1. 小动脉;2. 小静脉

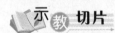 **示教切片**

(一)大动脉切片、HE 染色

1. **肉眼观察** 为空腔性的器官,管腔大而圆。

2. **低倍镜观察** 可分为三层,但分界不明显。

(1)内膜:最薄,内皮下层较厚,内弹性膜与中膜相连,故与中膜的分界不明显。

(2)中膜:最厚,主要由数 40~70 层环行排列的弹性膜组成,呈浅红色。

(3)外膜:较薄,由结缔组织构成(图 6-5)。

3. **高倍镜观察**

(1)内膜:分为三层。

①内皮:仅见核突向管腔,常有内皮脱落。

②内皮下层:较中动脉厚,含胶原纤维、弹性纤维及平滑肌纤维。

③内弹性膜:有数层,与中膜的弹性膜相连。

(2)中膜:有大量的弹性膜,呈波浪形,着粉红色,折光性强。其间夹有环行的平滑肌纤维,其核呈杆状。

(3)外膜:外弹性膜与中膜分界不明显,结缔组织中含营养血管和神经的断面

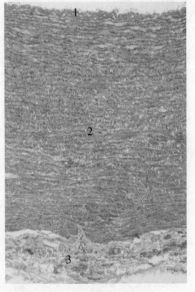

图 6-5 大动脉(低倍)
1. 内膜;2. 中膜;3. 外膜

（图6-6）。

（二）毛细血管、肠系膜铺片、HE染色

1. 低倍镜观察　可见粗细不等的微血管及毛细血管网。

2. 高倍镜观察

（1）微动脉：管径较细，中膜由1~2层平滑肌组成，其核排列紧密而整齐。

（2）微静脉：与微动脉平行，其管径较粗，管壁很薄，内皮外的平滑肌或有或无。

（3）毛细血管：分支吻合成网，管径很细，只见一层与管径平行排列的内皮细胞核（图6-7）。

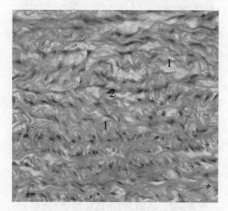
图6-6　大动脉中膜（高倍）
1.弹性膜;2.平滑肌纤维

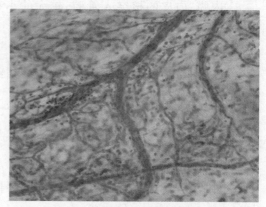
图6-7　毛细血管铺片（高倍）

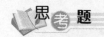**思考题**

1. 比较中等动、静脉管壁结构的异同点。

2. 毛细血管电镜下的分类及管壁结构特点。

（郭俊峰　刘　霞）

第七章　免疫系统

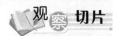

实验目的

1. 掌握淋巴结和脾的光镜结构。
2. 了解胸腺和扁桃体的光镜结构。

观察切片

(一)淋巴结纵切面、HE 染色

1. **肉眼观察**　淋巴结的纵切面呈椭圆形或肾形,一侧略凹陷为淋巴结门部,表面为粉红色薄层被膜,被膜下深紫蓝色区域是皮质,中央染色呈浅紫蓝色的区域是髓质。

2. **低倍镜观察**(图 7-1)

(1)被膜与小梁:淋巴结表面为粉红色薄层结缔组织被膜,其内可见脂肪细胞,有的部位可见输入淋巴管。被膜和门部的结缔组织深入实质形成小梁,其内可见血管断面。

(2)皮质:位于被膜下方,染色呈深紫蓝色的区域。由浅层皮质、深层皮质和皮质淋巴窦构成。

①浅层皮质:位于被膜内侧,由淋巴小结和淋巴小结之间的少许弥散淋巴组织组成。淋巴小结呈椭圆形或圆

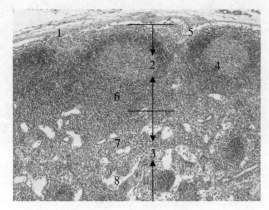

图 7-1　淋巴结(低倍)

1.被膜;2.皮质;3.髓质;4.淋巴小结;5.皮质淋巴窦;
6.深层皮质;7.髓索;8.髓窦

形,大小不等,小结周边着色深,中央着色较浅的部位是生发中心。

②深层皮质:位于皮质深层,为厚度不一的弥散淋巴组织,与浅层皮质和髓质的界限均不清。

③皮质淋巴窦:为被膜下方和与其相通的小梁周围的狭窄区域,分别称为被膜下窦和小梁周窦,结构稀疏,着色浅。

(2)髓质:位于淋巴结的中心部位,染色呈浅紫蓝色,与皮质无明显界限,由髓窦和髓索构成。

①髓索:染色呈深紫蓝色,为条索状的弥散淋巴组织,相互连接成网。

②髓窦:为髓索与髓索之间或髓索与小梁之间的浅染区域。

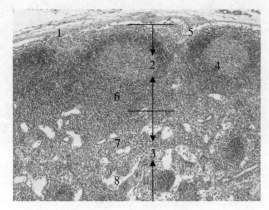

3. 高倍镜观察

(1)皮质(图7-2):

①淋巴小结:顶部和周围有密集的、染色较深的由小淋巴细胞构成的小结帽,小结帽朝向被膜侧。

②生发中心:分明区和暗区,明区较大,位于小结帽内侧,染色较为浅淡,由中等大小的淋巴细胞、网状细胞和巨噬细胞等组成;暗区较小,位于明区内侧,由密集的大淋巴细胞、网状细胞和巨噬细胞等组成,暗区内的大淋巴细胞胞质强嗜碱性,故整体着色深。

③深层皮质:主要为由小淋巴细胞、网状细胞和巨噬细胞等组成的弥散淋巴组织,其内可见高内皮毛细血管后微静脉,其管径略粗,内皮细胞呈立方形或柱状,内皮细胞核大,椭圆形(图7-3)。皮质淋巴窦:窦壁由扁平的内皮细胞围成,窦腔中有网状细胞、巨噬细胞、淋巴细胞等。

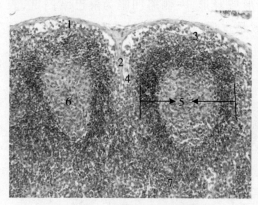

图7-2 淋巴结皮质(高倍)

1.被膜;2.小梁;3.被膜下窦;4.小梁周窦;5.淋巴小结;
6.生发中心;7.深层皮质

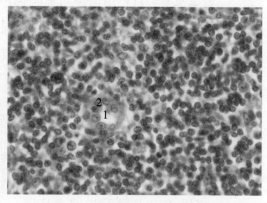

图7-3 淋巴结深层皮质(高倍)

1.毛细血管后微静脉;2.高内皮细胞(立方细胞)

(2)髓质(图7-4):

①髓索:为条索状的弥散淋巴组织,主要成分有B淋巴细胞、浆细胞和巨噬细胞。

②髓窦:窦壁由扁平的内皮细胞围成,核扁,胞质少,紧贴髓索及小梁表面。窦内的星状内皮细胞有突起呈星形,彼此相连;核较大为圆形,着色浅,核仁明显;胞质染粉红色。窦内的巨噬细胞较大,呈卵圆形或不规则形;核较小,染色较深;胞质较多,染成红色,有的细胞胞

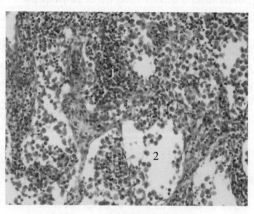

图7-4 淋巴结髓质(高倍)

1.髓索;2.髓窦

质含吞噬的异物。

(二)脾切片、HE 染色

1. 肉眼观察 标本一侧的表面有染成红色的被膜。被膜下是实质,它的大部分是呈深红色红髓,其中散在分布的深紫蓝色圆形和条索状结构是白髓。

2. 低倍镜观察(图 7-5)

(1)被膜与小梁:被膜表面为较厚的结缔组织,被膜深入实质形成小梁。

(2)白髓:染成紫蓝色,沿中央动脉分布,由密集淋巴组织构成,呈圆形或不规则形。

(3)红髓:位于白髓之间及白髓与小梁之间,因含大量红细胞,故染色红。由脾索和脾血窦组成。脾索为索条状,脾索之间的狭窄空隙为脾血窦。

3. 高倍镜观察

(1)被膜与小梁:被膜表面为间皮,下方的致密结缔组织中含弹性纤维和平滑肌纤维,其内可见血管断端。

(2)白髓(图 7-6):由动脉周围淋巴鞘、脾小体和边缘区组成。

①动脉周围淋巴鞘:是围绕在中央动脉周围的弥散淋巴组织,呈长鞘状,可见各种切面。中央动脉管壁的内膜有内皮和内弹性膜,中膜有 1~2 层平滑肌环绕。淋巴组织以小淋巴细胞为主。

②脾小体:为脾内淋巴小结,位于动脉周围淋巴鞘的一侧。小结帽朝向红髓,小结内可有中央动脉分支的断端,小结常见生发中心。

③边缘区:位于白髓与红髓交界处的狭窄区域,与红髓分界不明显,为弥散淋巴组织,淋巴细胞较稀疏。

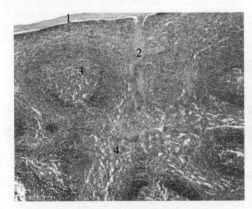

图 7-5 脾(低倍)

1.被膜;2.小梁;3白髓;4.红髓

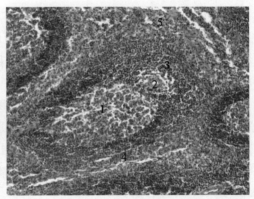

图 7-6 脾(高倍)

1.淋巴小结;2.中央动脉;3.动脉周围淋巴鞘;

4.边缘区;5.红髓

(3)红髓(图 7-7):

①脾血窦:为不规则的腔隙,窦壁内皮细胞附于脾索,呈长杆状,可见它的各种断面,含核的胞体向窦腔内隆起。窦腔内有少量血细胞。

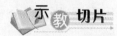

②脾索:位于脾血窦之间,为不规则条索状的弥散淋巴组织,其内富含各种血细胞、巨噬细胞等。

示教切片

胸腺、婴儿胸腺切片、HE 染色

1. 肉眼观察 标本表面有薄层粉红色被膜,被膜深入实质把胸腺分割成许多大小不等的胸腺小叶,小叶周边深紫色的区域是皮质,中央浅染区是髓质。

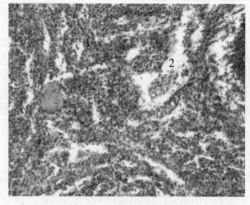

图 7-7 脾红髓(高倍)

1.脾索;2.脾窦

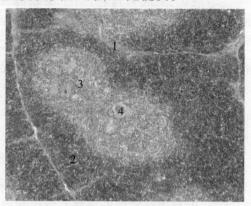

图 7-8 胸腺(低倍)

1.小叶间隔;2.皮质;3.髓质;4.胸腺小体

2. 低倍镜观察(图 7-8)

(1)被膜:是薄层结缔组织,伸入胸腺内形成小叶间隔。

(2)胸腺小叶:皮质呈强嗜碱性,位于小叶周边;髓质嗜碱性较弱,位于小叶中央,其内可见胸腺小体。

3. 高倍镜观察

(1)皮质:由密集的胸腺细胞和少量的胸腺上皮细胞组成。胸腺细胞体积小,圆形,核大,染色深;胞质少,嗜碱性。胸腺上皮细胞散在分布,形状不规则,核大,核仁明显,胞质多,弱嗜酸性。

(2)髓质:胸腺上皮细胞较皮质多,胸腺细胞较少。胸腺小体散在分布,大小不等,圆形或不规则形,由扁平的胸腺上皮细胞大致呈同心圆排列而成,内可见少量淋巴细胞;胸腺小体中心为退化的胸腺上皮细胞,核消失,呈强嗜酸性。

成人胸腺退化,被大量脂肪组织取代,胸腺小叶不明显,皮质和髓质均少,胸腺小体很少。

思考题

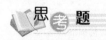

1. 淋巴结与脾脏的光镜结构有何不同?

2. 脾的白髓分布有何规律?

(褚春薇 郭俊峰)

第八章　消化系统

📖**实验目的**

1. 掌握胃、小肠、胰腺和肝的光镜结构。
2. 熟悉食管、结肠和阑尾的光镜结构。
3. 了解胆囊和大唾液腺的一般结构。

📖**观察切片**

(一)胃底部横切面、HE 染色

1. 肉眼观察　切片呈长方形,高低不平的一侧为黏膜层,染成紫蓝色;染成深粉红色的一侧是肌层;两者之间淡粉红色的区域为黏膜下层。

2. 低倍镜观察(图 8 - 1)　首先区分胃壁的四层结构:黏膜层、黏膜下层、肌层及外膜。

(1)黏膜层:黏膜上皮为单层柱状上皮,上皮凹陷形成胃小凹,其底部与固有层的腺体相通。上皮下为固有层,内有大量排列紧密的管状胃底腺,腺体之间有少许结缔组织。固有层下方是黏膜肌层,由呈内环、外纵排列的平滑肌组成。

(2)黏膜下层:位于黏膜肌深面,由疏松结缔组织组成,内含血管等。

(3)肌层:较厚,由三层平滑肌构成,呈内斜、中环、外纵排列,层间有肌间神经丛。

(4)外膜:为浆膜,由薄层疏松结缔组织和间皮构成。

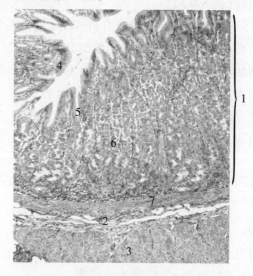

图 8 - 1　胃(低倍)

1.黏膜;2.黏膜下层;3 肌层;4.上皮;
5.胃小凹;6.胃底腺;7.黏膜肌层

3. 高倍镜观察　着重观察黏膜层的结构。

(1)上皮:为单层柱状上皮,由表面黏液细胞组成,胞核位于基部,顶部胞质充满黏原颗粒,着色浅淡。

(2)胃底腺(又称泌酸腺)(图 8 - 2):固有层内有许多不同断面的胃底腺,呈圆形、卵圆形、长条形等,腺腔狭小。主要观察两种细胞:

①主细胞(胃酶细胞):数量较多,主要分布在胃底腺的体部和底部。细胞呈矮柱状或椎体形,核圆,位于细胞的基部。胞质呈嗜碱性,顶部胞质因酶原颗粒被溶解而呈现空泡状。

②壁细胞(泌酸细胞):较主细胞少,分布于主要胃底腺的颈部和体部。胞体较大,呈圆形或三角形,核圆,位于细胞的中央,少数有双核,胞质嗜酸性,着深红色。

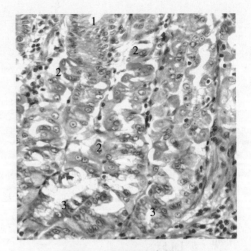

图 8-2　胃底腺(高倍)
1.胃小凹;2.壁细胞;3.主细胞

(二)空肠横切面、HE 染色

1. **肉眼观察**　标本为空肠的横切面,染成紫蓝色的是黏膜。

2. **低倍镜观察**　分辨空肠壁的四层结构(图 8-3)。

(1)黏膜:黏膜表面有许多伸向肠腔的突起,即小肠绒毛,绒毛的纵切面指状,横切面为卵圆形,由上皮和固有层组成。固有层有不同断面的小肠腺,有时可切到孤立淋巴小结。黏膜肌由内环、外纵两层组成。

(2)黏膜下层:由疏松结缔组织组成,含小血管、淋巴管。

(3)肌层:由内环、外纵两层平滑肌组成。两层之间有少量结缔组织及肌间神经丛。

(4)外膜:为浆膜或纤维膜。

3. **高倍镜观察**　着重观察小肠绒毛和小肠腺的结构(图 8-4)。

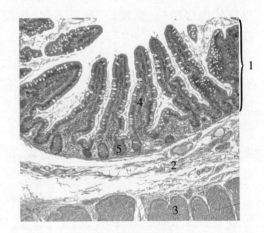

图 8-3　空肠(低倍)
1.黏膜;2.黏膜下层;3.肌层;
4.小肠绒毛;5.小肠腺

(1)小肠绒毛:覆盖绒毛表面的为单层柱状上皮,柱状细胞(吸收细胞)的游离面有一层亮红色的结构,为纹状缘。柱状细胞间夹有空泡状的杯状细胞,核位于细胞基部。绒毛的中轴为结缔组织,内有纵行的中央乳糜管(为毛细淋巴管;管腔较毛细血管大,不易被切到)。

(2)小肠腺:由上皮下陷到固有层而形成,开口于相邻绒毛之间。光镜下能辨认的细胞为柱状细胞和杯状细胞,还可见成群分布的潘氏细胞,其胞质顶端可见粗大的分泌颗粒,染成红色(图 8-5)。

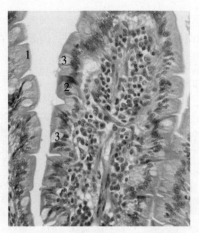
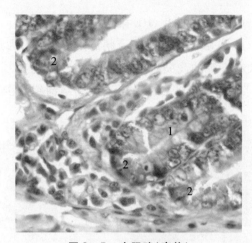

图8-4　小肠绒毛（高倍）
1.纹状缘;2.吸收细胞;3.杯状细胞

图8-5　小肠腺（高倍）
1.小肠腺;2.潘氏细胞

（三）十二指肠横切面、HE 染色

1. 肉眼观察　似空肠。

2. 低倍镜观察　分辨管壁四层,重点观察黏膜和黏膜下层,注意与空肠及回肠相区别（图8-6）。

（1）绒毛:呈叶状,绒毛上皮中杯状细胞数量较空肠少。

（2）淋巴小结:固有层内可见孤立淋巴小结。

（3）黏膜下层:有十二指肠腺,为黏液腺,腺细胞核圆或扁圆形靠近细胞基部,胞质染色较浅。腺导管穿过黏膜肌,开口于小肠腺底部。

（4）外膜:为浆膜。

（四）回肠横切面、HE 染色

1. 肉眼观察　肠腔面有许多细小的绒毛,可分辨四层管壁,黏膜下层内有一团蓝紫色的集合淋巴小结。

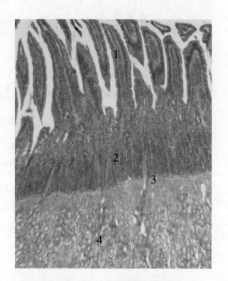

图8-6　十二指肠（低倍）
1.小肠绒毛;2.小肠腺;3.黏膜肌层
4.十二指肠腺

2. 低倍镜观察　分辨管壁四层结构,重点观察黏膜与黏膜下层,注意与十二指肠及空肠相区别（图8-7）。

（1）绒毛:细而短。绒毛上皮中杯状细胞多。

（2）淋巴组织:固有层有数个淋巴小结集合在一起而形成的集合淋巴小结,并可侵入黏膜下层,向肠腔呈圆顶状隆起,该处绒毛少而短,甚至无绒毛和小肠腺。

（3）黏膜下层:无腺体。

（4）外膜:为浆膜。

（五）胰腺切片、HE 染色

1. 肉眼观察　标本为胰腺的一部分,为形状不规则的紫红色小块、内有散在分布大小不等的浅染区域为胰岛。

2. 低倍镜观察　由于小叶间结缔组织少,小叶界限不明显(图 8 - 8)。

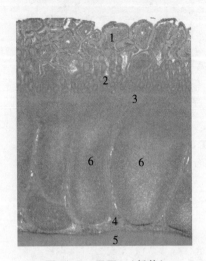 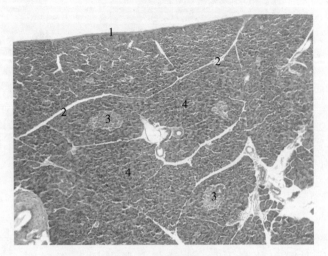

图 8 - 7　回肠　（低倍）
1.小肠绒毛;2.小肠腺;3.黏膜肌层;
4.黏膜下层;5.肌层;6.集合淋巴小结

图 8 - 8　胰腺(低倍)
1.被膜;2.小叶间隔;3.内分泌部(胰岛);4.外分泌部

（1）小叶:①外分泌部:有许多紫红色的腺泡及导管的各种断面。

②内分泌部:为散在外分泌部之间大小不等,着色较浅的细胞团,称为胰岛。

（2）小叶间的结缔组织中有小叶间导管。

3. 高倍镜观察　重点观察胰腺小叶的结构(图 8 - 9)。

（1）腺泡:为浆液性腺泡。腺细胞呈锥形,顶部胞质为嗜酸性,基部胞质嗜碱性强;核圆,位于细胞基部。腺腔中央常见较小的泡心细胞,是扁平或立方细胞,核椭圆或圆形,胞质着色浅。

（2）闰管:管径小,由单层扁平上皮构成。有时可见闰管与泡心细胞相连续。由于闰管长,故闰管的断面较多。

（3）胰岛:周围有少量结缔组织,与腺泡相分隔。腺细胞染色较浅,呈不规则排列,相互连接成索或团,细胞间毛细血管丰富。腺细胞的类型不易区分。

（4）小叶间导管:由单层立方上皮或矮柱状上皮构成。

（六）肝脏切片、HE 染色

1. 肉眼观察　标本为猪肝的一部分,肝脏被分隔成许多小区即为肝小叶。

2. 低倍镜观察（图 8 - 10）

（1）被膜:在肝脏的一侧有薄层被膜,由致密结缔组织构成。

（2）肝小叶:呈多边形或不规则形,由于肝小叶间结缔组织较多,故肝小叶界限清楚。在横切的肝小叶中部有一条中央静脉的横切面。以中央静脉为中心,肝细胞呈索状向四周放射状排列,称为肝索。肝索之间的腔隙为肝血窦。

(3)肝门管区:在相邻的几个肝小叶间,结缔组织较多,其中有小叶间动脉、小叶间静脉和小叶间胆管的断面。

(4)小叶下静脉:位于两小叶之间,是一条单独行走的静脉,管径大,管壁完整。

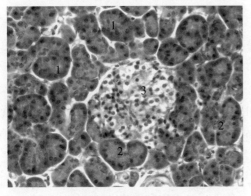

图 8－9　胰腺(高倍)
1.腺泡;2.泡心细胞;3.胰岛

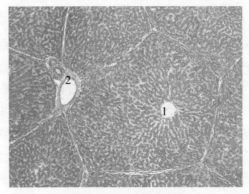

图 8－10　猪肝(低倍)
1.中央静脉;2.门管区

3.高倍镜观察　进一步观察肝小叶和门管区的结构。

(1)肝小叶(图 8－11):

①肝索:由单行肝细胞排列而成,肝索互相连接成网。肝细胞体积较大,呈多边形,有 1～2 个核,核仁明显,胞质染成红色。

②肝血窦:为肝索之间的空隙。窦壁由内皮细胞组成。内皮细胞核扁圆,染色较深,胞质少,不易辨认。窦内 Kupffer 细胞(肝巨噬细胞),体积较大,形状不规则,常以突起与窦壁相连,核染色较浅,胞质丰富。

③中央静脉:管壁薄,由内皮和少量结缔组织构成;由于肝血窦开口于中央静脉,故管壁不完整。

(2)肝门管区:结缔组织中有三种伴行的管道,但每种管道断面往往不止一个(图 8－12)。

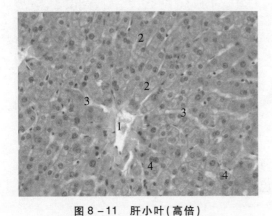

图 8－11　肝小叶(高倍)
1.中央静脉;2.肝索;3.肝血窦;4.双核肝细胞

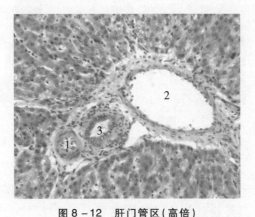

图 8－12　肝门管区(高倍)
1.小叶间动脉;2.小叶间静脉;3.小叶间胆管

①小叶间动脉:腔小而圆,管壁厚,中膜有环形平滑肌。

②小叶间静脉:腔大壁薄,形状不规则。

③小叶间胆管:由单层立方上皮构成。细胞胞质清亮,核圆着色较深。

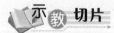 示教切片

(一)食管横切面、HE 染色

1. 肉眼观察 管腔呈不规则形,腔面染蓝紫色为黏膜上皮,上皮外方为浅红色的固有层和黏膜下层;红色的为肌层;外表面着色浅而薄的是外膜。

2. 低倍镜观察 分辨食管的四层(图 8 - 13)。

(1)黏膜:上皮为未角化复层扁平上皮,固有层为结缔组织,其中含小血管和食管腺导管的断面。黏膜肌层为纵行平滑肌束,故肌纤维为横切面。

(2)黏膜下层:在黏膜肌深面,为疏松结缔组织,含小血管和食管腺等。食管腺主要是黏液腺和少量的混合腺。

(3)肌层:由两层肌组织构成,但排列不规则,内层为螺旋状斜行肌束。两层肌层之间有结缔组织分隔,其中有肌间神经丛。

(4)纤维膜:由致密结缔组织构成。

(二)结肠横切面、HE 染色

1. 肉眼观察 黏膜面较规则,无绒毛。管壁外可见结肠带。

2. 低倍镜观察(图 8 - 14) 黏膜平坦,无绒毛,单层柱状上皮中有较多杯状细胞。固有层内有排列密集的单管状的大肠腺,可见孤立淋巴小结。黏膜下层的疏松结缔组织内有较多的脂肪细胞。肌层由内环外纵两层平滑肌构成,其内可见肌间神经丛。外膜为浆膜,脂肪组织较多。

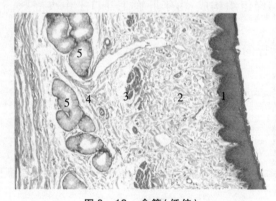

图 8 - 13 食管(低倍)

1.上皮;2.固有层;3.黏膜肌层;4.黏膜下层;5.食管腺

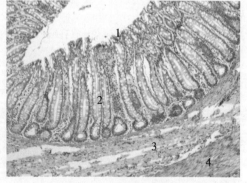

图 8 - 14 结肠(低倍)

1.上皮;2.大肠腺;3.黏膜下层;4.肌层

(三)阑尾横切面、HE 染色

1. 肉眼观察 管腔小,可见紫蓝色淋巴小结围绕管腔,周围色浅处为黏膜下层,其外粉红色的区域为肌层。

2. 低倍镜观察 区分阑尾的四层结构,注意与结肠的区别。黏膜面无绒毛,固

有层内腺体稀少;淋巴小结密集,弥散淋巴组织丰富,侵入黏膜下层,使黏膜肌层不完整;肌层很薄;外膜为浆膜。

(四)下颌下腺切片、HE 染色

1. **肉眼观察** 标本为许多紫红色不规则小块。

2. **低倍镜观察** 结缔组织把腺分隔成许多小叶,小叶内有着色深浅不一的腺泡及导管。

3. **高倍镜观察** 腺小叶内可见三种腺泡(图 8 – 15)。

(1)浆液性腺泡:数量多,腺腔小,由浆液性腺细胞组成。腺细胞呈锥体形,核圆,靠近基底部;胞质着色紫红。

(2)黏液性腺泡:较少,由黏液性腺细胞组成。腺细胞大,锥体形,核圆,紧靠基底部;细胞质呈空泡状,着色浅蓝。

(3)混合性腺泡:少,由黏液性腺细胞和浆液性腺细胞组成。常见黏液性腺细胞表面有浆半月。

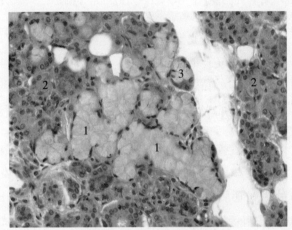

图 8 – 15　下颌下腺(高倍)

1.黏液性腺泡;2.浆液性腺泡;3.混合性腺泡

思考题

1. 消化管各段的黏膜有何区别?

2. 在光镜下如何区别胃底腺的主细胞和壁细胞?

3. 小肠的各段在结构上有什么特点?

4. 肝小叶的组成及其结构如何?

5. 浆液性腺泡和黏液性腺泡有何区别?

(褚春薇　郭俊峰)

第九章　呼吸系统

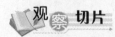

实验目的

1. 掌握肺的光镜结构。
2. 熟悉气管的光镜结构。
3. 了解鼻黏膜的结构。

观察切片

(一)气管横切、HE 染色

1. **肉眼观察**　腔面为黏膜;管壁中呈 C 形,染成蓝色的是透明软骨环;软骨环缺口处为气管后壁。

2. **低倍镜观察**　从腔面向外分辨管壁的三层结构(图 9－1):

(1)黏膜:由上皮和固有层组成。上皮为假复层纤毛柱状上皮,夹有杯状细胞,基膜明显。固有层由疏松结缔组织构成,弹性纤维较多,呈亮红色,内含弥散的淋巴组织,此外还有腺体导管、血管断面。

(2)黏膜下层:为疏松结缔组织,与固有层无明显界限,含混合性腺,即气管腺。

(3)外膜:由"C"形透明软骨环和疏松结缔组织构成。软骨环缺口处有致密结缔组织和平滑肌纤维,黏膜下层的腺体可伸至此处。

3. **高倍镜观察**

(1)黏膜上皮:着重观察假复层纤毛柱状上皮和固有层的腺体。上皮游离面可见清晰的纤毛,其间夹有少量的杯状细胞。

(2)黏膜下层:疏松结缔组织内有较多的气管腺,有时可见腺导管穿过黏膜开口于气管腔。

(二)肺切片、HE 染色

1. **肉眼观察**　标本为呈海绵状的小块组织,光滑的一侧为被膜。组织中见大小不等的管腔断面,是肺内各级支气管和肺动、静脉的断面。

2. **低倍镜观察**　分辨导气部和呼吸部,注意各级支气管与血管的区别(图 9－2)。

(1)导气部:包括小支气管、细支气管和终末细支气管。

①小支气管:管径粗、管壁厚,三层分界不明显。

黏膜:上皮为假复层纤毛柱状上皮,有杯状细胞,固有层薄,其外有少量分散排列的环行平滑肌束。黏膜下层:为疏松结缔组织,含混合性腺。外膜:由散在透明软骨片和结缔组织构成,内含小血管。在小支气管的一侧,有伴行的肺动脉分支断面,其管壁薄,管腔大。

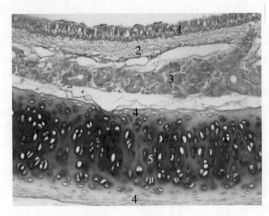

图9-1　气管(低倍)
1.假复层纤毛柱状上皮;2.固有层
3.气管腺;4.软骨膜;5.透明软骨

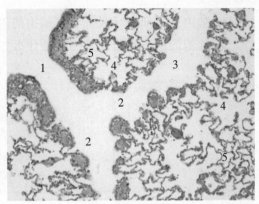

图9-2　肺(低倍)
1.终末细支气管;2.呼吸性细支气管
3.肺泡管;4.肺泡囊;5.肺泡

②细支气管:管径较小,管壁较薄。上皮为假复层或单层纤毛柱状上皮,杯状细胞减少或消失,环行平滑肌增多,腺体和软骨片也很少或消失。

③终末细支气管:管径细,黏膜形成明显皱襞,表面为单层柱状上皮,杯状细胞、腺体和软骨均消失,形成完整的环行平滑肌层。

(2)呼吸部:包括呼吸性细支气管、肺泡管、肺泡囊和肺泡。呼吸性细支气管和肺泡管的管壁不完整,直接与肺泡连通。

3.　高倍镜观察　重点观察呼吸部。

(1)呼吸性细支气管:上皮为单层立方状。上皮下仅有少量的结缔组织和平滑肌。管壁上有肺泡的开口,开口处单层立方上皮移行为单层扁平上皮。

(2)肺泡管:由许多肺泡组成,管壁结构很少,位于肺泡之间突向管腔的部位呈结节状膨大。表面为单层立方上皮或单层扁平上皮,其下为薄层结缔组织和少量平滑肌。

(3)肺泡囊:为几个肺泡共同开口而形成的囊腔。

(4)肺泡:呈大小不一,不规则形的空泡结构。肺泡壁很薄,被覆肺泡上皮和基膜。肺泡上皮细胞有两种:I型肺泡细胞数量较少,胞质极薄,核的部分略厚;II型肺泡细胞数量较多,为圆形或立方形,核大而圆,胞质着色浅。相邻肺泡之间的薄层结缔组织为肺泡隔,内有丰富的毛细血管。肺泡隔和肺泡腔内常有胞质嗜酸性的肺巨噬细胞,吞噬灰尘后则称尘细胞,其胞质内含较多的黑色颗粒(图9-3)。

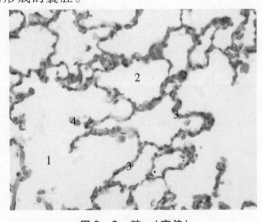

图9-3　肺　(高倍)
1.肺泡囊;2.肺泡;3.肺泡隔;4.肺巨噬细胞

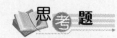

思考题

1. 肺内导气部和呼吸部管壁结构的主要区别是什么？
2. 肺泡的组成细胞及其功能是什么？

（褚春薇　郭俊峰）

第十章　泌尿系统

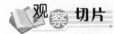

实验目的

1. 掌握肾的光镜结构。
2. 了解输尿管和膀胱的一般结构。

观察切片

（一）肾切片、HE 染色

1. **肉眼观察**　标本呈扇形，表面染色较深为皮质，深部染色较浅为髓质。

2. **低倍镜观察**

（1）被膜：为被覆于肾表面的致密结缔组织构成的纤维膜。

（2）皮质：位于被膜的深面，主要由密集的肾小管断面与散在分布的肾小体构成。包括髓放线和皮质迷路。髓放线是由髓质伸向皮质的一些纵切呈平行排列的直管构成，包括肾近端小管直部，远端小管直部和集合管。皮质迷路位于髓放线之间，由肾小体、肾小管曲部和小叶间动、静脉构成（图 10 - 1）。

（3）髓质：位于皮质深层，主要由直行的泌尿小管（肾小管直部、细段和集合管）组成。其中可见血管断面。在皮质和髓质的交界处常可见弓形动、静脉。

3. **高倍镜观察**

（1）肾小体：呈球形，位于皮质迷路内，由肾小球和肾小囊组成。肾小球为盘曲成球形的毛细血管，可见其不同的切面。肾小囊分两层：脏层（内层）细胞紧贴毛细血管外面，内皮细胞、肾小囊脏层细胞及系膜细胞不易分辨；壁层（外层）由单层扁平上皮被覆；脏、壁两层细胞之间的腔隙是肾小囊腔。

（2）近端小管曲部（近曲小管）：位于肾小体附近，断面数目较多，管径较粗，管壁较厚，管腔小而不规则。上皮细胞胞体较大，呈立方形或锥体形，界限不清，胞质强嗜酸性，细胞游离面有刷状缘，核圆，位于细胞基部。

（3）远端小管曲部（远曲小管）：位于肾小体附近，断面较近曲小管少，管径较小，管壁较薄，管腔大而规则。上皮细胞呈立方形，界限较清楚，胞质弱嗜酸性，细胞游离面无刷状缘，胞核圆，位于细胞中央。在远曲小管紧贴肾小体的血管极处，上皮细胞增高、变窄排列紧密，形成椭圆形的斑块状结构，即为致密斑。此处上皮细胞呈柱状，胞质色浅，核椭圆形，排列紧密，位于细胞顶部（图 10 - 2）。

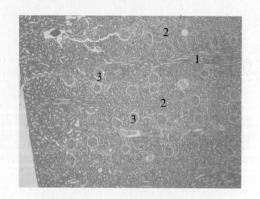

图 10 -1 肾皮质(低倍)

1.髓放线;2.皮质迷路;3.肾小体

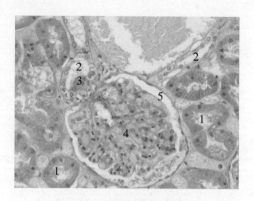

图 10 -2 肾皮质(高倍)

1.近端小管;2.远端小管;3.致密斑;

4.血管球;5.肾小囊腔

(4)髓质(图 10 -3):

①肾小管直部:结构与曲部相似。

②细段:管径细,管壁由单层扁平上皮构成,核呈卵圆形且突向管腔,胞质着色浅,界限不清。注意与毛细血管相区别。

③集合管:管径粗,管壁上皮细胞呈立方形,细胞界限清楚,胞质清亮,核卵圆,居中,着色较深。

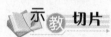 示教切片

(一)膀胱切片、HE 染色

1. 低倍镜观察

(1)空虚状态的膀胱:

膀胱壁较厚,黏膜面有很多皱襞。其壁由内向外分为黏膜层、肌层和外膜。黏膜上皮为变移上皮,较厚,表面细胞为盖细胞,胞体较大,近游离面处呈强嗜酸性,可见双核。肌层厚,各层细胞界限不清(图 10 -4)。

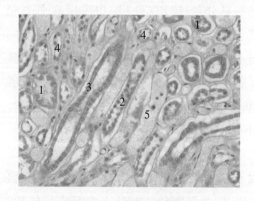

图 10 -3 肾髓质(高倍)

1.近端小管直部;2.远端小管直部;3.集合小管;

4.细段;5.毛细血管

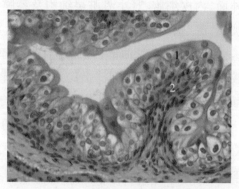

图 10 -4 膀胱空虚状态(高倍)

1.变移上皮;2.皱襞

（2）充盈状态的膀胱：

膀胱壁较薄，黏膜平坦，皱襞消失。上皮变薄，细胞层数减少，盖细胞变扁。肌层较薄。

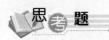思考题

1. 电镜下肾小管的刷状缘为何结构？有何功能意义？

2. 各段泌尿小管在形态上有何区别？

（刘 蕾 刘 霞）

第十一章 皮 肤

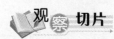

实验目的

1. 掌握皮肤的基本结构与分层。
2. 熟悉皮肤附属器的结构与位置。
3. 了解皮下组织的结构。

观察切片

（一）手指皮、指皮纵切、HE 染色

1. **肉眼观察** 浅层深染的部分为表皮，下方浅染部分为真皮及皮下组织。

2. **低倍镜观察**（图 11 - 1） 表皮为角化的复层扁平上皮。表面的角质层很厚，染成红色，表皮深层染成紫蓝色，与真皮交界处凹凸不平。真皮向表皮凸出形成的乳头状隆起即真皮乳头。皮下组织位于真皮深面，由疏松结缔组织和脂肪组织构成。

3. **高倍镜观察** 注意观察表皮的分层（图 11 - 2）。

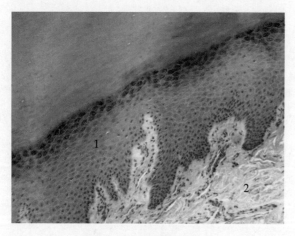

图 11 - 1 手指皮（低倍）

1. 表皮；2. 真皮

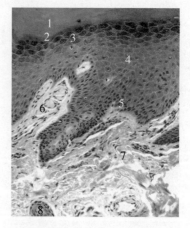

图 11 - 2 手指皮（高倍）

1. 角质层；2. 透明层；3. 颗粒层；
4. 棘层；5. 基底层；6. 真皮乳头层；
7. 真皮网织层；8. 汗腺

（1）表皮：由基层至表面有如下连续的五层结构。

①基底层：由一层矮柱状的基底细胞构成，基底细胞胞质嗜碱性较强。

②棘层：由 4～10 层多边形细胞组成，胞质弱嗜碱性，相邻细胞间有棘状突起相连。

③颗粒层:由3~5层梭形细胞组成,胞质内含许多大小不一、强嗜碱性的透明角质颗粒。

④透明层:由2~3层半透明的扁平细胞组成,细胞界限不清,细胞核消失,胞质强嗜酸性。

⑤角质层:由许多层扁平的角化细胞组成,无核,细胞呈嗜酸性均质状。该层有螺旋状汗腺导管穿行。

(2)真皮:

①乳头层:是与表皮相连的薄层结缔组织。突入表皮底部,呈乳头状部分即真皮乳头。乳头内可见毛细血管或椭圆形的触觉小体。

②网织层:位于乳头层下方,由致密结缔组织构成,其中有较大的血管、淋巴管、神经束、环层小体及附属器。汗腺由分泌部和导管组成。分泌部位于真皮的深层或皮下组织,由单层立方形或锥体形细胞组成,细胞染色较浅,核圆,腺细胞与基膜之间有肌上皮细胞。导管管径较细,由两层立方形细胞构成。

示教切片

(一)头皮、头皮纵切、HE 染色

1. **肉眼观察** 头皮表面可见毛发。

2. **低倍镜观察**(图11-3、图11-4)

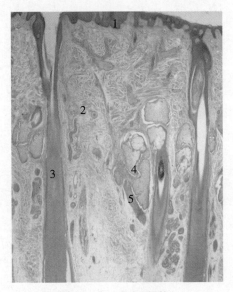

图11-3 头皮(低倍)

1.表皮;2.真皮;3.毛根;4.皮脂腺;5.竖毛肌

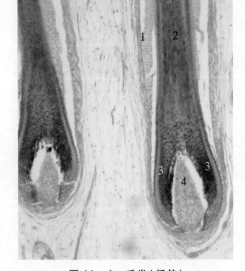

图11-4 毛发(低倍)

1.毛囊;2.毛根;3.毛球;4.毛乳头

(1)毛发:

①毛干:露出皮肤外面。

②毛根:圆柱状,位于皮肤之内。

③毛囊:包裹毛根。分内外两层,内层由多层上皮细胞构成且与表皮深层连续。外层由结缔组织构成。

④毛球:是毛和毛囊的生长点,为毛根和毛囊下端合为一体形成膨大的球状结构。

⑤毛乳头:为毛球底部内陷,结缔组织突入的部分。

(2)皮脂腺:为泡状腺,位于毛囊与立毛肌之间。分泌部染色较浅,无腺腔;导管短,大多开口于毛囊上段。

(3)立毛肌:连接真皮与毛囊的斜行平滑肌束即立毛肌。

1. 表皮分为哪几层?在结构上各有什么特点?

2. 真皮分为哪几层?在结构上各有什么特点?

3. 毛发由哪几部分组成?

（刘　蕾　刘　霞）

第十二章　感觉器官

眼包括眼球与其附属器官。眼球的视网膜具有感光性能,其余结构则行使保护、营养、屈光成像等功能。耳包括外耳、中耳和内耳。外耳和中耳传导声波,内耳的壶腹嵴和球囊斑、椭圆囊斑是位觉感受器,耳蜗的螺旋器是听觉感受器。本实验重点观察眼球壁中角膜和视网膜以及内耳螺旋器的组织结构。

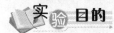

了解眼球壁和螺旋器的结构。

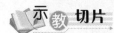

(一)角膜、眼球切片、HE 染色

1. **低倍镜观察**　找到角膜的位置,并分清角膜五层结构,由内向外分为(图12-1):

(1)角膜上皮:较厚,由 4~5 层细胞组成的复层扁平上皮,基底膜平整,无黑色素细胞。

(2)前界层:为上皮下浅红色均质的一层结构。

(3)角膜基质(角膜固有层):胶原纤维规则排列成层,其间有成纤维细胞。固有结缔组织中没有血管。

(4)后界层:呈浅红色均质的一层结构,较前界层薄。

(5)角膜内皮:由一层低立方行的细胞组成。

2. **高倍镜观察**　着重观察角膜固有层的结构并区分角膜上皮和内皮。

(二)眼球后壁、眼球切片、HE 染色

1. **低倍镜观察**　区分外层红色致密结缔组织构成的巩膜、中间血管和色素丰富的脉络膜及内面由四层细胞构成的视网膜。

2. **高倍镜观察**　着重观察以下结构:

(1)巩膜:由大量不同方向的胶原纤维束紧密排列而成,成纤维细胞核多呈梭形。

(2)脉络膜:有丰富的血管和成堆分布的棕褐色黑色素细胞,在靠近视网膜处有很多管腔大小相似的的毛细血管整齐排列成行。

(3)视网膜视部:由外向内可分为四层(图12-2):

①色素上皮层:为一层立方形的色素细胞,胞质内充满大量棕褐色的黑色素颗粒。核常被色素颗粒掩盖,细胞界限不清楚。

②视细胞层:在色素上皮层的内侧,呈纹理状结构为视细胞的树突部分。视杆、

视锥细胞的胞核密集成层,位于细胞树突层内侧。

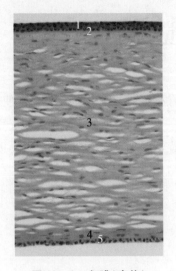

图 12－1　角膜(高倍)

1.角膜上皮;2.前界层;3.角膜基质;

4.后界层;5.角膜内皮

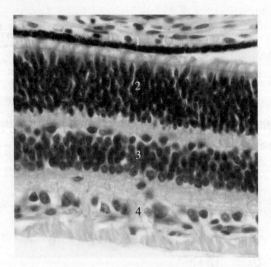

图 12－2　视网膜视部(高倍)

1.色素上皮层;2.视细胞层;

3.双极细胞层;4.节细胞层

③双极细胞层:位于视细胞层的内面,所见薄层细胞核是双极细胞的细胞核,其树突、轴突是核内、外染成红色的部分。

④节细胞层:位于双极细胞层的内面,由 1～2 层节细胞疏落排列而成,节细胞呈椭圆形,胞质紫红色,核大而圆,染色质稀疏,核仁清楚。此层还可见少量神经胶质细胞核和毛细血管。

(3)视网膜盲部:视部向前,相当于锯齿缘处,细胞层次突然变薄,成为两层细胞,移行为视网膜盲部。

(三)螺旋器、内耳切片、HE 染色

1. **肉眼观察**　在切片标本上找到耳蜗,可见中央的蜗轴染成红色,蜗轴两侧的骨蜗管呈圆形横切面。

2. **低倍镜观察**(图 12－3)

(1)蜗轴:由松质骨组成,内含蜗神经和螺旋神经节,节内有密集的神经元胞体,染色深。

(2)骨蜗管的断面可分为三部分:上部为前庭阶,下部为鼓室阶,中部为膜蜗管。膜蜗管的切片呈三角形,其上壁为前庭膜,外侧壁为螺旋韧带与其表面的血管纹,下壁为骨性螺旋板的外侧部和基底膜,螺旋器就

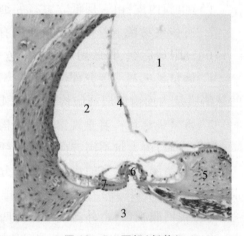

图 12－3　耳蜗(低倍)

1.前庭阶;2.蜗管;3.鼓室阶;4.前庭膜;

5.骨螺旋板;6.螺旋器;7.基底膜

位于基底膜上。

3. 高倍镜观察　着重观察螺旋器的结构。螺旋器由膜蜗管下壁的细胞特化而成,在内侧可见染色较深的内、外柱细胞。由它们围成的三角形小腔,即为内隧道。其内侧为一个由内指细胞所托的内毛细胞。其外侧有三个外指细胞所托的外毛细胞。毛细胞核在指细胞核的上方,毛细胞的游离面有纤细的听毛。膜蜗管的内角,有骨性螺旋板骨膜增厚的突出部分,称为前庭唇,即螺旋缘。它伸出一条淡红色的均质盖膜,覆盖于毛细胞上。切面上,盖膜呈一条淡红色的线状结构。

思考题

1. 试述眼球壁的光镜结构。
2. 描述角膜和视网膜的光镜结构。
3. 位觉感受器和听觉感受器的位置及功能是什么?

（刘　霞　蒋德梅）

第十三章　内分泌系统

实验目的

1. 掌握甲状腺、肾上腺、垂体的光镜结构。
2. 熟悉内分泌腺的一般结构。

观察切片

(一)甲状腺切片、HE 染色

1. **肉眼观察** 组织内可见大量红染的小团块。

2. **低倍镜观察** 表面可见由薄层结缔组织组成染成粉红色的被膜。实质由许多大小不一的滤泡构成。滤泡腔内充满红色胶质。滤泡之间的结缔组织中有丰富的毛细血管。

3. **高倍镜观察** 滤泡壁由单层立方上皮围成(随功能状况不同,细胞的高低有改变),上皮细胞核圆,胞质着色较浅。滤泡腔内充满红色的胶质。滤泡旁细胞(C 细胞)呈单个位于滤泡壁上皮之间或成群分布于滤泡之间结缔组织内。体积较大,呈圆形,胞质染色浅;核大,染色浅(图 13 - 1)。

(二)肾上腺切片、HE 染色

1. **肉眼观察** 组织块大致呈三角形,组织周围大部分为皮质,中央染色浅黄,内有明显腔隙,此为髓质。

2. **低倍镜观察**(图 13 - 2、图 13 - 3)

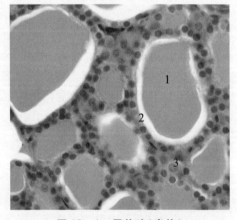

图 13 - 1　甲状腺(高倍)
1.滤泡腔(胶质);2.滤泡上皮;3.滤泡旁细胞

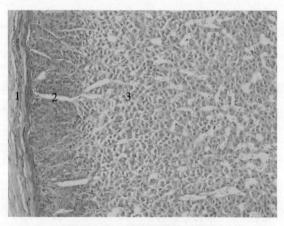

图 13 - 2　肾上腺皮质(低倍)
1.被膜;2.球状带;3.束状带

（1）被膜：位于表面，由结缔组织组成，呈粉红色。

（2）皮质：由于细胞排列不同，由外向内依次分为三个带。三带之间无明显界限，而是逐渐过渡的。

①球状带：位于被膜下，较薄，腺细胞排列成团，着色浅红。

②束状带：位于球状带的下方，最厚，腺细胞排列成条索状，着色浅。

③网状带：位于束状带下

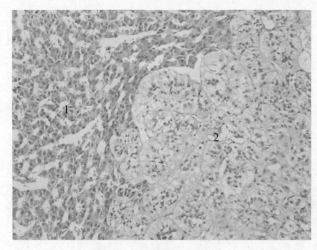

图13-3　肾上腺（低倍）
1.网状带；2.髓质

方，着色较深，腺细胞排列成条索状且相互吻合成网。

（3）髓质：位于中央，较薄，与网状带分界常不整齐。细胞排列成索状或团块状，并相互连接成网，还有管腔较大的中央静脉或其属支。

3. 高倍镜观察

（1）皮质：

①球状带：细胞较小，呈矮柱状或多边形；核圆，染色深；胞质染色略深，内含空泡小且少（脂滴被溶解所致）。细胞团间有血窦。

②束状带：细胞较大，为多边形；胞质内充满脂滴，故着色浅，呈泡沫状；核圆染色较浅。细胞索间有血窦。

③网状带：细胞小，呈不规则形；核小，染色深，胞质含脂滴较少。细胞索吻合成网，网眼内有血窦。

（2）髓质：

①嗜铬细胞：较大，呈多边形，胞质含细小的嗜铬颗粒（由于固定液内含铬盐，胞质内可见黄褐色的颗粒）。

②中央静脉：管腔大，管壁厚薄不匀，由于纵行平滑肌多成束排列所致。

（三）垂体切片、HE 染色

1. 肉眼观察　标本为椭圆形，染色深的是远侧部，染色浅的为神经部。

2. 低倍镜观察　远侧部（前叶）：腺细胞密集排列成索状或团块状，其间有丰富的血窦。神经部：染成浅红色的神经纤维多，细胞成分较少。中间部：为一狭长区域。腺细胞排列成索状或团块状，少部分排列成滤泡。

3. 高倍镜观察

（1）远侧部：根据胞质的染色，腺细胞分为三种（图13-4）。

①嗜酸性细胞：较大，细胞界限清楚，胞质染成红色。细胞数量较多。

②嗜碱性细胞:最大,细胞界限不清楚,胞质染成紫蓝色。细胞数量较少。

③嫌色细胞:最小,细胞排列成团,由于胞质少且染色很浅,故细胞界限不清。细胞数量最多。

(2)神经部:有大量浅红色的无髓神经纤维;其间可见散在的神经胶质细胞(垂体细胞)及丰富的血窦;还有大小不一,圆形或椭圆形,染成粉红色的均质小块,即赫令体(图13-5)。

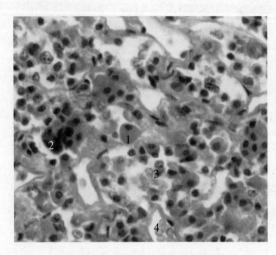 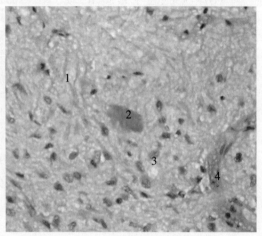

图 13-4 腺垂体远侧部(高倍)	图 13-5 垂体神经部(高倍)
1.嗜酸性细胞;2.嗜碱性细胞;	1.无髓神经纤维;2.赫令体;
3.嫌色细胞;4.血窦	3.垂体细胞;4.血窦

(3)中间部:由单层立方或矮柱状细胞围成滤泡,腔内有红色胶质。滤泡周围有染色细胞和嗜碱性细胞。

示教 切片

(一)甲状旁腺切片、HE 染色

1. **肉眼观察** 标本呈蓝紫色的圆形小块。

2. **低倍镜观察**

(1)被膜:由薄层结缔组织组成。

(2)实质:腺细胞密集排列成索或成团,其间有少量结缔组织和丰富的毛细血管。

3. **高倍镜观察**

(1)主细胞:数量很多,细胞呈多边形,由于制片时胞质收缩,细胞界限不清楚。核圆,染色较浅。

(2)嗜酸性细胞:数量少,单个或呈小群分布于主细胞之间,较主细胞大,核小且染色深,胞质颗粒呈嗜酸性。

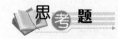 思考题

1. 试述甲状腺滤泡上皮细胞及滤泡旁细胞的形态、分布位置及功能。
2. 试述腺垂体嗜酸性及嗜碱性细胞的形态及功能。

（刘 蕾 刘 霞）

第十四章 男性生殖系统

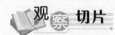

实验目的

1. 掌握睾丸生精小管的结构及精子发生过程；睾丸间质细胞的结构及功能。
2. 熟悉支持细胞的结构及功能。
3. 了解附睾、前列腺的结构。

观察切片

(一)睾丸切片、HE 染色

1. **肉眼观察** 标本中呈椭圆形的为睾丸。

2. **低倍镜观察** 表面有致密结缔组织构成的白膜，其内有很多不同断面的生精小管。生精小管管壁厚，由多层大小不一的细胞构成。生精小管之间的结缔组织中血管丰富，有成群的睾丸间质细胞分布（图 14-1）。

3. **高倍镜观察**

(1)生精小管：管壁由生精上皮构成，分为生精细胞和支持细胞两种。生精细胞按发育过程有序排列（图 14-2）。

①精原细胞：位于基膜上，细胞较小，呈圆形或椭圆形，核圆，着色较浅。

②初级精母细胞：位于精原细胞内侧，为数层体积较大的圆形细胞，核较大呈圆形，常处分裂状态故可见核内粗大呈深蓝色的染色体。

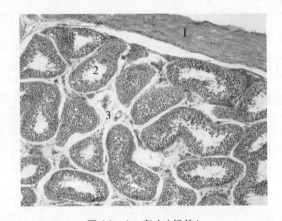

图 14-1　睾丸(低倍)

1.白膜;2.生精小管;3.睾丸间质

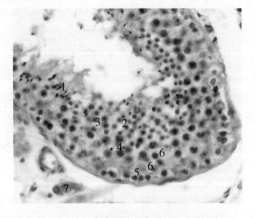

图 14-2　生精小管与睾丸间质(高倍)

1.精子;2.精子细胞;3.次级精母细胞;

4.初级精母细胞;5.精原细胞;

6.支持细胞;7.睾丸间质细胞

③次级精母细胞:位于初级精母细胞内侧。细胞较小,核圆着色较深。由于次级精母细胞形成后,立即分裂为精子细胞,存在时间短,故不易见到。

④精子细胞:靠近腔面,细胞更小,核圆且小,染色较深。

⑤精子:精子头呈锥形,成群聚集在生精小管管腔,椭圆形(横切)深染部分为头部,丝状部分为尾部。

⑥支持细胞:位于生精细跑之间,其形状难以辨认,核呈不规则形,长轴与管壁垂直,着色浅,核仁明显。

(2)睾丸间质:存在于生精小管之间,为富含血管的疏松结缔组织。其中可见单个或成群分布的睾丸间质细胞,细胞呈圆形或多边形,核常偏位,着色浅,胞质嗜酸性。

示教 切片

(一)附睾切片、HE 染色

1. **肉眼观察** 在睾丸一侧有一长条形的组织为附睾。

2. **低倍镜观察** 表面有结缔组织构成的被膜。其内有两种管道,输出小管组成附睾的头,其管壁较薄,管腔起伏不平;附睾管组成附睾的体和尾,其管壁较厚。

3. **高倍镜观察**

(1)输出小管:上皮由矮柱状细胞和高柱状纤毛细胞相间排列而成,故管腔不规则。基膜外有少量环行的平滑肌。

(2)附睾管:上皮为假复层柱状,表面有许多细长的静纤毛,管腔规则,基膜外有平滑肌。管腔内有许多精子。由附睾头部至尾部,平滑肌逐渐增多(图14-3)。

(二)人精液涂片、HE 染色

高倍镜观察:精子呈蝌蚪状,头部呈扁卵圆形,染成紫蓝色,尾部细而长(图14-4)。

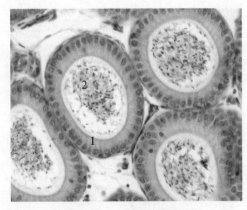

图14-3 附睾管(高倍)

1.附睾管上皮;2.精子

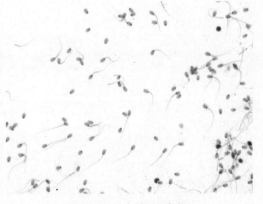

图14-4 人精子(高倍)

思考题

1. 试述生精细胞和支持细胞的光镜形态及功能。
2. 试述睾丸间质细胞的形态及功能。
3. 精子达到功能成熟是在什么器官内完成?
4. 前列腺增生多发生于什么部位?

（刘　蕾　刘　霞）

第十五章 女性生殖系统

实验目的

1. 掌握卵巢的结构,卵泡的生长发育和功能,排卵,黄体的形成、结构与功能;子宫的结构,子宫内膜月经周期变化与卵巢的关系。

2. 了解输卵管、乳腺的结构。

观察切片

(一)卵巢切片、HE 染色

1. 肉眼观察 标本为卵圆形,周围部分为皮质,内有大小不等的空泡,是发育中的卵泡。中央着色较浅的狭窄部分为髓质。

2. 低倍镜观察(图 15 - 1,图 15 - 2)

(1)被膜:由表面的单层扁平上皮及深面薄层结缔组织的白膜组成。

(2)皮质:占卵巢的大部分,含许多大小不一的各期卵泡,卵泡间为富含梭形基质细胞的结缔组织。

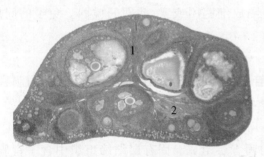

图 15 - 1 卵巢(低倍)

1.皮质;2.髓质

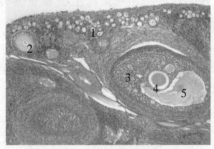

图 15 - 2 卵巢皮质(低倍)

1.原始卵泡;2.初级卵泡;3.次级卵泡;

4.卵丘;5.卵泡腔

(3)髓质:狭小,由疏松结缔组织构成,血管较多。皮质和髓质无明显界限,可与门部相通。

3. 高倍镜观察(图 15 - 3)

(1)原始卵泡:位于皮质浅部,数量很多,体积小,由中央一个初级卵母细胞和周围一层扁平的卵泡细胞构成。卵母细胞较大,核大而圆,染色浅,核仁明显。卵泡细胞的界限不清楚,核为扁圆形。

(2)初级卵泡:位于皮质深层,中央仍为初级卵母细胞,体积稍大,周围是单层或多层立方或柱状的卵泡细胞,围绕卵母细胞的一层卵泡细胞呈柱状,放射状排列,此即放射冠。卵母细胞与卵泡细胞间有一层嗜酸性的透明带。

(3)次级卵泡:体积进一步增大,卵泡细胞间出现大小不一的腔隙或合并成一个大腔,此即卵泡腔,内含卵泡液。初级卵母细胞和周围的一些卵泡细胞挤至卵泡一侧,形成卵丘。另一部分卵泡细胞分布在卵泡壁,称为颗粒层。卵泡壁外面为卵泡膜,由结缔组织构成。分内外两层,内膜层含较多的膜细胞和小血管,外膜层含胶原纤维多。

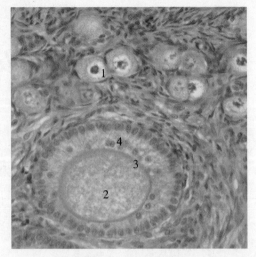

图 15 - 3 卵巢(高倍)
1.原始卵泡;2.初级卵母细胞;3.透明带;4.放射冠

(4)成熟卵泡:体积增大至直径 2cm 左右,向卵巢表面突出。切片中无成熟卵泡。

(5)闭锁卵泡:即退化的卵泡,可发生在卵泡发育的各个阶段,故闭锁卵泡的结构不完全相同。表现为卵母细胞形状不规则,核固缩或卵母细胞萎缩消失,透明带皱缩、塌陷。

(6)间质腺:是晚期次级卵泡退化时形成,膜细胞增大,呈多边形,胞质为空泡状,着色浅。这些细胞被结缔组织和血管分隔成细胞团或索,此即间质腺。兔子的间质腺较多。

(二)增生期子宫切片、HE 染色

1. 肉眼观察 标本为圆形,中央的管腔为子宫腔,腔面染成紫蓝色的为内膜,其余部分很厚,染成红色的是肌层。

2. 低倍镜观察(图 15 - 4)

(1)内膜:由单层柱状上皮和较厚的固有层组成。固有层结缔组织中含子宫腺,为直管腺,数量不多。

(2)肌层:很厚,由许多平滑肌束和结缔组织构成。肌纤维排列方向不一致,中部的结缔组织含血管较多。

(3)外膜:为浆膜,由薄层结缔组织和间皮构成。

3. 高倍镜观察 着重观察内膜。

(1)子宫腺:较直,断面较少,腺腔较小且无分泌物,腺上皮与内膜上皮相同,亦为单层柱状。

(2)基质细胞:数量多,呈梭形或星形,细胞界限不清楚,核较大为卵圆形,色深。

(三)分泌期子宫切片、HE 染色

1. 肉眼观察 圆形,中央的管腔为子宫腔,腔面染成紫色为内膜,其余染成红色为肌层。

2. 低倍镜观察　分辨子宫壁三层,可见子宫内膜明显增厚,子宫腺增多,被切成不同断面(图15-4)。

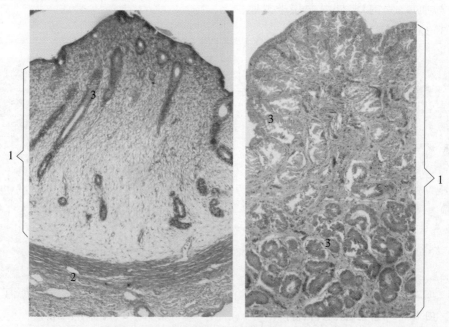

图15-4　子宫(低倍;　左:增生期　右:分泌期)

1.子宫内膜;2.子宫肌层;3.子宫腺

3. 高倍镜观察　着重观察内膜并与增生期比较。

(1)子宫内膜更厚。

(2)子宫腺:数量多,增长、弯曲、腺腔扩大,腔内有分泌物。

(3)螺旋动脉:数量较多,成群分布,腔大,壁薄(充血)。

(4)基质细胞:分裂增殖,胞质含脂滴,成为前蜕膜细胞。

(5)固有层水肿,可见结缔组织空隙增大。

示教切片

(一)静止期乳腺切片、HE 染色

1. 肉眼观察　标本为乳腺中的一小部分,着蓝紫色的小团为乳腺小叶,着色浅的是脂肪组织。

2. 低倍镜观察　大部分是结缔组织。可含脂肪细胞。乳腺小叶较分散,小叶是由腺泡、导管及疏松结缔组织组成。小叶间为致密结缔组织,内含小叶间导管,腺泡较少,难以与导管区分(图15-5)。

3. 高倍镜观察　小叶内腺泡稀少,腺腔狭窄或不明显,与小叶内导管难以分辨。

(二)输卵管切片、HE 染色

1. 低倍镜观察　管壁由黏膜、肌层和浆膜构成。重点观察黏膜,其皱襞发达,高且分支,几乎充满管腔(图 15 - 6)。

2. 高倍镜观察

(1)黏膜:表面为单柱状上皮,纤毛不明显,固有膜为薄层疏松结缔组织。

(2)肌层:为内环、外纵两层平滑肌。

(3)外膜:为浆膜。

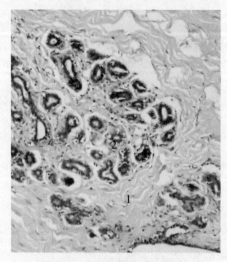

图 15 - 5 静止期乳腺(低倍)

1.乳腺小叶间隔;2.腺泡

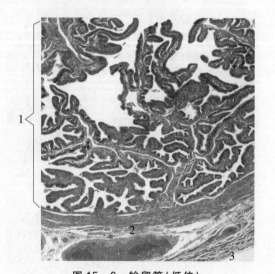

图 15 - 6 输卵管(低倍)

1.黏膜;2.肌层;3.浆膜;4.皱襞

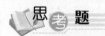

1. 卵泡发育与转归。

2. 子宫内膜组织结构周期变化与卵泡发育的关系。

3. 如排卵后未受精,卵巢与子宫内膜会发生哪些变化?

(刘 蕾 刘 霞)

综合性设计性实验：血涂片的制作与观察

实验目的

掌握血涂片的制作方法;各种血细胞的形态结构及其在机体中的作用。

实验器材

显微镜、瑞氏染液、磷酸盐缓冲液、采血针、载玻片、棉球、碘酊和75%乙醇。

注:

1. 瑞氏染液配制方法　称取瑞氏染料0.1g溶于60ml甲醇中,贮棕色瓶中备用。配制时,要先将瑞氏染料置研钵内边研边滴加甲醇,使染料溶解更好。

2. 磷酸盐缓冲液配制方法　称7.9g NaCl,0.2g KCl,0.24g KH_2PO_4 和1.8g K_2HPO_4,溶于800ml蒸馏水中,用HCl调节溶液的pH值至7.4,最后加蒸馏水定容至1L。保存于4℃冰箱中备用。

实验步骤

血涂片的制备

1. 先用碘酊棉球对左手无名指的指腹末端消毒,再用乙醇棉球脱碘,让无名指自然晾干。

2. 左手捏住被采血的无名指,右手持采血针,利用手腕的力量快速扎针、拔针。

3. 用干棉球将第一滴血擦掉。

4. 当血液再次自然流出时,右手持一载玻片刮取血液,左手将另载玻片固定于桌面,自载玻片右侧约1/3处,以30°左右的夹角向左推动已经取好血的载玻片,使血液于左手固定的载玻片表面形成血膜。

5. 待血膜自然晾干后用蜡笔在血膜的两端画上直线(防止染液的溢出)。

6. 染色　染色方法有多种,这里只介绍瑞氏染色法(Wright stain)。

(1)用滴管吸3~4滴瑞氏染液滴加于血涂片上,染3~5min左右。

(2)再滴加等量的磷酸盐缓冲液,用洗耳球吹出的气体使瑞氏染液和磷酸盐缓冲液混匀,继续染色5min(以上两个步骤中应保持血涂片不干燥)。

(3)流水将血涂片冲洗干净后用纱布将血涂片边缘多余的水分擦干,血膜的部位自然晾干。

7. 血涂片的观察　观察方法参照第三章第三节内容。

(刘　霞　蒋德梅)

下 篇 胚胎学

第十六章 人体胚胎学绪论

　　人体胚胎发生从受精卵开始,通过不断的增殖分化,逐渐发育为成熟胎儿,其间经历了复杂、连续和有规律的变化过程。胚胎学实验课能让学生更好的了解人体胚胎各个阶段的发生与演变。

　　人体胚胎的发生过程至受精卵开始,终止于胎儿出生,历时 38 周左右（约 266 天）,通常分为胚前期、胚期和胎期三个时期。胚前期指受精卵形成到胚胎发育的第 2 周末;胚期指胚胎发育的第 3 周到第 8 周末;胎期指胚胎发育的第 9 周至胎儿出生。胚前期和胚期以质变为主,包括受精卵形成、卵裂、胚泡形成、植入、胚层的形成与分化、胎盘胎膜形成等过程;胎期则以量变为主,此期主要是胎儿各器官与系统进一步发育完善,并逐渐出现功能活动,体重及体积明显增加的阶段。人体胚胎学除介绍胚胎的发育外,还介绍了胎儿和母体的关系以及先天畸形等内容。

　　由于胚胎过程都发生在母体内,而且早期人胚的材料不易获得,因此实验课主要观察胚胎模型、图片及部分保存的胎儿标本。另外结合录像等影像资料来学习,能将二维、三维的胚胎发育的过程及形态结构的演变有机联系起来,建立动态变化和立体概念,有助于胚胎学的学习。在理解人胚的正常发育的基础上,也要了解一些常见的先天性畸形发生的原因、形态特征及预防措施,为将来能更好服务于临床打下坚实基础。

（刘　霞）

第十七章　人体胚胎学总论

实验 目的

1. 掌握人胚胎前3周的发育过程:受精、卵裂、胚泡的形成和植入、胚层的形成;人胚胎第4周至第8周的发育过程:三胚层分化;胎盘结构与功能。

2. 熟悉胎膜的结构与功能;胎血循环特点。

3. 了解胎儿期的主要变化,双胎、多胎、联胎及胎龄的测算方法。

观察 标本

(一)生殖细胞的形态结构(参见本教材十四章和十五章)

(二)人胚早期发生

1. 受精、卵裂及胚泡形成(第1周)

(1)受精卵:由精子和卵细胞结合而成(图17-1),外包透明带和部分卵丘细胞(图17-2,图17-3)。

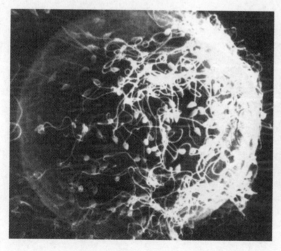

图17-1　精子与卵子

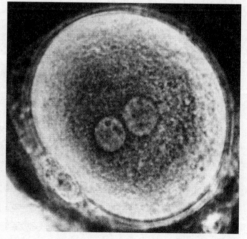

图17-2　雌原核与雄原核

　(2)卵裂:受精卵的分裂称卵裂,形成的子细胞称卵裂球。图17-4表示第一次卵裂形成的两个卵裂球,两种不同的颜色表示其分化来源不一样,绿色的卵裂球以后将分化为滋养层,粉色的卵裂球则主要参与胚体的形成。

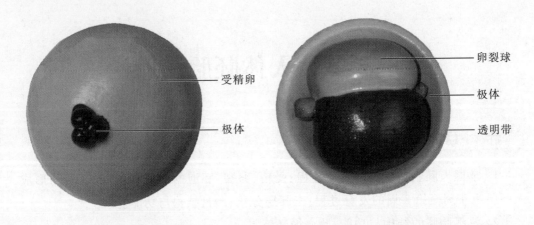

图 17-3 受精卵   图 17-4 卵裂 2 细胞期

（3）桑葚胚：受精后第 3 天，卵裂球数目增至 12~16 个，形成外观似桑葚的实心胚，故称桑葚胚（图 17-5）。绿色细胞逐渐包绕内侧的粉色细胞。

（4）胚泡形成：受精后第四天，卵裂球数目增至 100 多个，细胞分化明显，胚泡形成。图 17-6 示早期胚泡的正中剖面结构，早期胚泡壁由单层立方的滋养层细胞构成（绿色），腔内的一侧可见一群细胞即内细胞群（粉色），细胞中央为细胞核。图 17-7 显示胚泡的正中剖面结构，绿色的壁为滋养层，随着胚泡的增大，内细胞群突入胚泡腔，形成一囊状胚。此时胚泡由胚泡腔、内细胞群和滋养层三部分组成。与内细胞群相连的滋养层称胚端（极）滋养层。

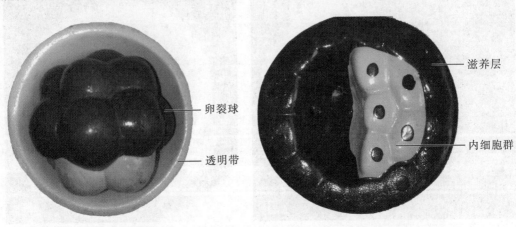

图 17-5 桑葚胚   图 17-6 早期胚泡

2. 二胚层期（第 2 周）

（1）胚泡植入：植入指胚泡埋入子宫内膜的过程。发生于受精后第 6~8 天，第 11~12 天完成。图 17-8 示内细胞群一侧滋养层向子宫内膜（粉红色）植入，滋养层分裂增生形成内层的细胞滋养层（深绿色）和外周的合休滋养层（绿色），合休滋养层内已经出现滋养层陷窝。内细胞群开始分化为上胚层（蓝色）和下胚层（黄色）。植入缺口处的子宫蜕膜逐渐愈合,封闭植入口。

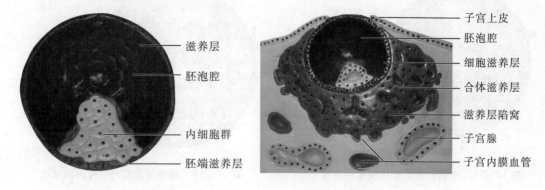

图 17 - 7 胚泡形成   图 17 - 8 植入

植入的子宫内膜呈蜕膜化改变,其内可见丰富的血管与子宫腺。

植入的常见位置为子宫体或子宫底,如植入部位不在子宫体或子宫底则为异位植入。

(2)二胚层胚盘形成:至第二周末,上、下胚层两层紧密相贴形成二胚层胚盘。图 17 - 9 和图 17 - 10 显示第 2 周胚的正中剖面,分别显示上、下胚层的形成。第 2 周初,内细胞群靠近胚泡腔一侧,首先分出一层较小立方形细胞,称下胚层,又称初级内胚层。贴近滋养层的内细胞群则演变成一层较大的柱状细胞,称上胚层,又称初级外胚层。

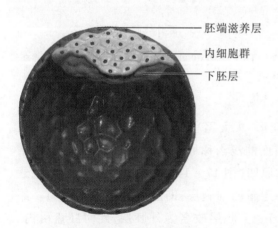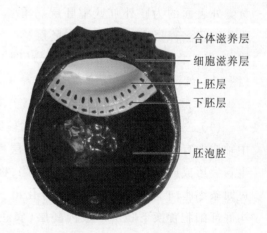

图 17 - 9 下胚层形成   图 17 - 10 上胚层形成

(3)羊膜腔和卵黄囊的形成:植入过程中,上胚层与滋养层之间出现一个腔隙,为羊膜腔,腔内充满羊水(图 17 - 11)。上胚层构成羊膜腔的底。下胚层的细胞向腹侧生长延伸包绕形成一封闭的囊即卵黄囊,下胚层构成卵黄囊的顶(图 17 - 12)。

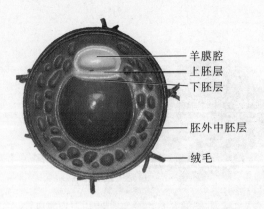

图17-11 羊膜腔及胚外中胚层的形成

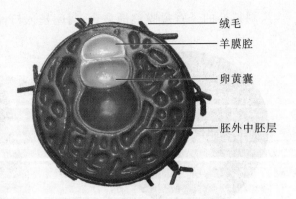

图17-12 卵黄囊及胚外中胚层的形成

（4）胚外中胚层及体蒂的形成：随着内细胞群的分化，细胞滋养层向内增生，分化成一些星状细胞，填充于胚泡腔，形成胚外中胚层（红色）（图17-11）。之后，胚外中胚层细胞间出现腔隙（图17-11，图17-12），腔隙逐渐融合为一个大腔，称胚外体腔（图17-11）。胚外体腔把胚外中胚层分为两部分：贴在滋养层内面和羊膜腔外周的为胚外体壁中胚层，覆盖在卵黄囊外表面的为胚外脏壁中胚层。羊膜与细胞滋养层之间的胚外中胚层称

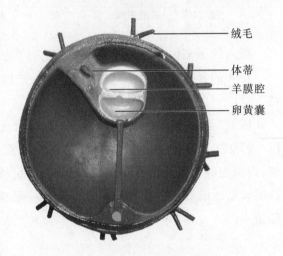

图17-13 胚外体腔和体蒂形成

体蒂，以后将发育为脐带的主要成分（图17-13）。模型外表散在的绿色突起为绒毛（图17-11，17-12，17-13）。

3. 三胚层期（第3周）

（1）三胚层胚盘的形成：胚盘增大呈梨形，头大尾小，在上胚层胚盘一端（尾端）中轴线上有一条细胞索，即原条，上胚层表面的浅沟称原沟，原条头端的细胞迅速增生膨大形成原结，其中央背侧有一凹陷，称原凹（图17-14，17-15）。上胚层细胞通过原条细胞向上下胚层之间增殖分化出一层新的细胞层，即胚内中胚层（红色）。原沟底部细胞置换下胚层形成内胚层（黄色）。上胚层改名为外胚层，此时胚盘由内、中、外三个胚层组成（图17-15）。

原凹的细胞向胚盘头端内外胚层之间增生，形成一条细胞索，称脊索。在脊索的诱导下，其背侧的外胚层增厚，形成神经板。神经板外侧隆起称为神经褶，中间凹陷称为神经沟（图17-15）。原条缩小，逐渐退至胚体尾端。在脊索的前端和原条位置的尾端各有一个没有中胚层的小区域，内、外胚层紧密相贴，分别称为口咽膜和泄殖腔膜。

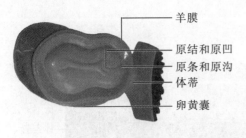

图 17 – 14　原条、原结、原沟和原凹形成

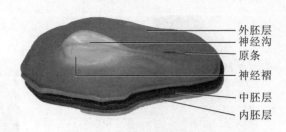

图 17 – 15　三胚层胚盘

（2）三胚层胚盘的分化

①外胚层的分化：外胚层分为神经外胚层和表面外胚层。

图 17 – 16，17 – 17，17 – 18 显示神经外胚层的分化，可见神经沟从中断开始，向头尾两端封闭，逐渐形成神经管，头尾两端未闭合处分别为前神经孔和后神经孔。神经管将形成中枢神经系统。图 17 – 19 表面蓝色的部分为表面外胚层，以后将分化为体表皮肤及附属器等。

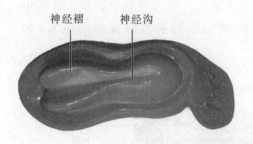

图 17 – 16　神经管形成早期（表面观）

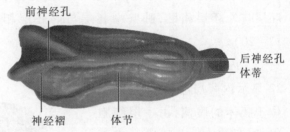

图 17 – 17　神经管形成中期（表面观）

②中胚层的分化：中胚层分为轴旁中胚层、间介中胚层和侧中胚层。

轴旁中胚层：神经管两侧的结节状隆起为体节（表面观）成对出现（图 17 – 17，17 – 18，17 – 19）。胚体的横断面上可见轴旁中胚层切面呈三角形，位于脊索两侧（图 17 – 20）。图 17 – 21 为鸡胚胭脂红染色，高倍镜观察可见体节为染成红色的细胞团，成对出现于神经管两侧。体节将形成胚体的真皮、骨骼肌和中轴骨骼。

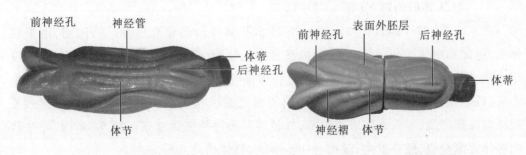

图 17 – 18　神经管形成后期（表面观）　　图 17 – 19　外胚层分化

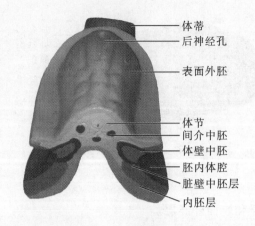

图 17 –20　中胚层分化

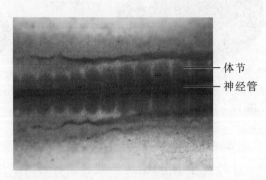

图 17 –21　鸡胚示体节　（高倍）

间介中胚层:位于体节外方的细胞索,切面上呈圆形,左右对称。是泌尿生殖系统的原基(图 17 –20)。

侧中胚层:位于间介中胚层外方,已分化形成体壁中胚层和脏壁中胚层。体壁中胚层与外胚层相贴,脏壁中胚层与内胚层相贴,两层之间的腔隙为胚内体腔(图 17 –20)。

③内胚层的分化:图 17 – 22 显示内胚层的分化,内胚层位于胚体的腹侧,由一层细胞组成(黄色)。内胚层形成原始的消化管(原肠),其头端部分称前肠,尾端部分称后肠,中段与卵黄囊相连的部分称中肠。内胚层将分化为消化管、消化腺、呼吸道和肺的上皮组织,以及中耳、甲状腺、膀胱等器官的上皮组织。

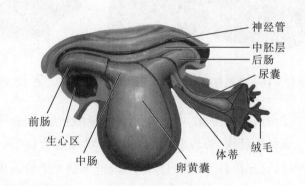

图 17 –22　内胚层分化

(三)胚体外形的建立(第4~8周)

图 17 –23,17 –24,17 –25,17 –26 显示胚体外形的建立过程。第四周,由于胚体头、尾部和中轴部分生长迅速,边缘部分生长较慢,使胚体中部向背侧凸出,胚盘发生头褶、尾褶和左右侧褶。羊膜腔内的胚体渐变为"C"字形。头褶使胎盘头端的生心区、口咽膜移到腹侧,尾褶使胎盘尾端的泄殖腔膜和体蒂移向腹侧,胚体腹侧的各褶缘向腹部靠拢,卵黄囊附着点缩窄,外包羊膜最终演变为脐带。第5~8周,屈曲状的胚体逐渐变直,肢芽发生,颜面也初步形成,胚体初具人形。

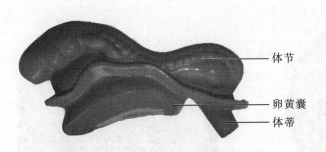

体节

卵黄囊
体蒂

图 17 - 23　25 天人胚模型

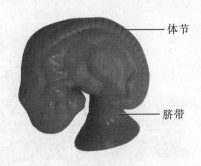

体节

脐带

图 17 - 24　30 天人胚模型

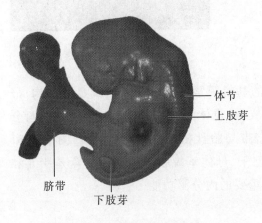

体节
上肢芽

脐带

下肢芽

图 17 - 25　35 天人胚模型

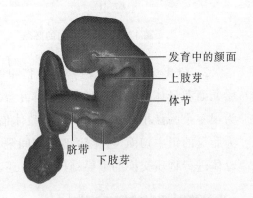

发育中的颜面
上肢芽
体节

脐带
下肢芽

图 17 - 26　40 天人胚模型

(四)胎盘和胎膜

1. 胎膜

(1)绒毛膜:绒毛附着于蜕膜,由滋养层和胚外中胚层构成。与体蒂相连的部分绒毛参与形成胎盘,图 17 - 11,17 - 12,17 - 13,17 - 27 显示绒毛的演变。

(2)羊膜:由羊膜上皮和胚外中胚层构成,所围成的腔为羊膜腔,腔内充满羊水,是胎儿生长和活动的场所。图 17 - 27 显示羊膜及羊膜腔。图 17 - 28 示羊膜腔内的胎儿。

(3)卵黄囊:由内胚层和胚外中胚层构成,其顶部的内胚层包入胚体内形成原始的消化管,其余部分仍然留在胚体外,第 5 周时,卵黄囊缩小形成卵黄蒂,与中肠相连。图 17 - 12,17 - 13,17 - 22,17 - 27 显示卵黄囊的演变。

(4)尿囊:卵黄囊顶部尾侧向体蒂内突出形成的一个盲管为尿囊。图 17 - 22,17 - 27 显示尿囊的演变。

(5)脐带:由羊膜包绕体蒂、尿囊、卵黄囊和脐动、静脉形成,是胚胎与母体沟通的唯一通路。图 17 - 22,17 - 25,17 - 26,17 - 27 显示脐带的演变。图 17 - 4 显示胎儿与脐带。

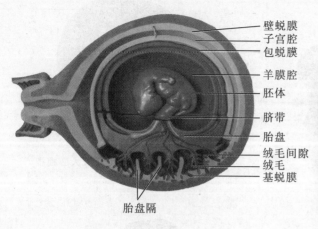

壁蜕膜
子宫腔
包蜕膜
羊膜腔
胚体
脐带
胎盘
绒毛间隙
绒毛
基蜕膜

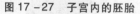
胎盘隔

图 17 -27　子宫内的胚胎

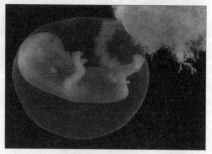

图 17 -28　胎儿与羊膜、脐带

2. 胎盘　由胎儿的丛密绒毛膜和母体的基蜕膜紧密结合而成的圆盘状结构,分胎儿面和母体面,胎儿面因有羊膜覆盖故很光滑,母体面可见胎盘小叶间隔将胎盘分为很多个胎盘小叶(图 17 -29),胚体借助脐带与胎盘相连(图 17 -30)。图 17 -31为胎盘的正中切面,可见胎盘小叶间隔,绒毛干,母体基蜕膜等结构。胎盘是胎儿和母体进行物质交换的重要结构,同时还具有重要的内分泌功能。

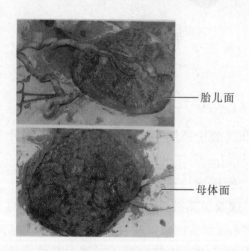

胎儿面

母体面

图 17 -29　胎盘

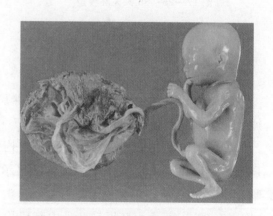

图 17 -30　胎儿与胎盘

3. 双胎、多胎和联体双胎

(1)双胎:一次分娩产下两个胎儿称孪生或双胎。可分为单卵孪生和双卵孪生两种类型。单卵孪生是由单个卵子受精后发育而成的两个个体,其遗传基因完全相同,面貌相似,性别相同,血型和主要组织相容性抗原均相同。双卵孪生则为两个卵细胞分别受精后发育而成,两个个体的生理特性的差异就如一般兄弟姐妹(图 17 -32)。

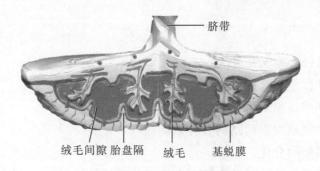

脐带

绒毛间隙 胎盘隔 绒毛 基蜕膜

图 17 - 31　胎盘正中切面

(2)多胎:一次娩出两个以上胎儿称多胎,多胎可以是单卵性、多卵性或混合性,发生几率很小(图 17 - 33)。

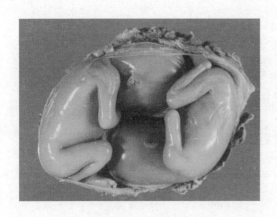

图 17 - 32　双胎

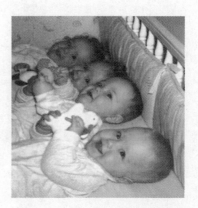

图 17 - 33　多胎

(3)联体双胎:为两个胚体的局部相连。多因一个胚盘出现的两个原条靠得太近,使各自发育的胚体局部相连,常见的有胸腹联体(图 17 - 34)、腹部联体、臀部联体等。如联胎中两个个体的大小明显不等时,小的称为寄生胎(图 17 - 33)。

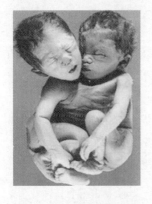

图17 - 34　胸腹联体双胎

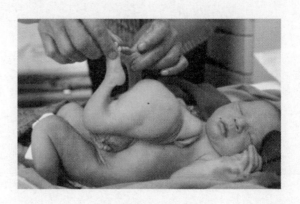

图 17 - 35　寄生胎

思 考 题

1. 受精的条件和意义是什么？
2. 植入的条件是什么？
3. 胚外中胚层是怎么形成的？
4. 口咽膜和泄殖腔膜的结构有什么特点？
5. 归纳三胚层的分化。
6. 胎膜包括哪几种结构？在模型上找出胎膜的结构。
7. 简述胎盘的结构与功能。

（刘　　霞　郭俊峰）

参考文献

[1]邹仲之. 组织学与胚胎学. 6 版. 北京:人民卫生出版社,2007

[2]刘黎青. 组织学与胚胎学. 北京:中国中医药出版社,2008

[3]祝彼得. 组织学与胚胎学. 2 版. 上海:上海科学技术出版社,2011

[4]韩秋生,徐国成. 组织学与胚胎学彩色图谱. 沈阳:辽宁科学技术出版社,2000